メディカルスタッフ必携

7か国語対応

英語・中国語・韓国語・ベトナム語・タガログ語・
ポルトガル語・インドネシア語

イラスト

会話・単語帳

はじめに

　2018年末，日本における在留外国人人口は273万1,093人，全人口の約2.2％にあたります．前年比6.6％増加し過去最高になりました．

　国別，地域別としては，中国，韓国，ベトナム，フィリピン，ブラジル，ネパール，インドネシアなどほとんどがアジア圏です．

　在留資格別は，一般永住者，留学，技能実習，特別永住者，技術・人文知識・国際業務，定住者，家族滞在，日本人の配偶者等，特定活動などさまざまです．法務省は今後も留学生や留学後に日本で就労する人，就労者，その他の中長期在留者など外国人がますます増えていくと述べています．

　少子高齢化社会において深刻化する働き手不足から，入国後に長期間の滞在になり，家庭をもち，子育てをしている人々も増加しています．また，今年開催される東京オリンピック・パラリンピック競技大会に際して，外国人の入国は4,000万人にのぼる見込みです．

　外国人が増加するなかで，受け入れ側の日本における多文化共生にかかわる取り組みの現状はどうでしょうか．日本の外国人政策は，安全・安心・経済の活性化・国際社会への貢献・共生社会とうたわれています．

　その中でもとくに生活に密着した教育・医療・防災に対しての外国人対応の充実は重要です．病気や災害時は気持ちも不安定になるため言葉の壁を取り除く必要があり，意思疎通のトラブルが命の危機に直結する経験をしている人も多くいると思います．

　また，案内表示などの多言語化というハード面と，医療現場で使われる会話の翻訳というソフト面からのアプローチが必要となります．

　そこで多くの方々の智慧をお借りして，7か国語という今までにない多言語の翻訳に取り組みました．

　本書では医療現場で尽力してくださっている多くのメディカルスタッフの方々はもちろんのこと，日本で生活している多くの外国人の方々，日本の医療を学びたいと来日している方々，日本に観光に訪れている

方々など，日本語を母語としない多くの方々にコミュニケーション手段として活用していただければ幸いです．

　付録では EPA（Economic Partnership Agreement：経済連携協定）で来日されている外国人看護師・介護福祉士候補者をはじめ，外国人看護師が日本で働く際に，「困った日本語」「わかりにくい日本語」を理解する手掛かりになる用語集を作成しました．

　現在，外国人が看護師として日本で働く際には，看護師国家試験に合格することが求められます．合格して，いざ本格的に臨床現場で働き出すと，使用される日本語に戸惑う外国人看護師は少なくありません．看護師国家試験と臨床現場の日本語は何が異なるのか．その違いに着目し，看護の場面ごとに整理をしたのがこの付録です．

　看護の現場は生活に密着しているからこそ，多様な言葉や表現が含まれています．地域で使われる固有名詞や方言といったものもあります．また，患者さんの病態や処置，薬に関することなど重要度や緊急度が高いものもあり，ミスコミュニケーションが医療事故につながることもあります．

　今回，一般的な国語辞書および看護医療系の辞書では調べることができないけれど，医療現場で一般的に使用されている単語，もしくは一般的に使用されているけれど，医療現場で使用される際に説明が少ない単語を抽出しました．

　この付録では外国人看護師の言葉学習に応用できること，日本人医療者が外国人看護師とコミュニケーションをとる際，自身の言葉の使い方を意識することを促す一助になれば幸いです．

2020年1月

医療法人社団緑友会らいおんハートグループ

看護部部長　宮川真奈美

Contents

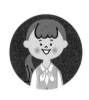

Chapter 3　科別対応・入院・手術での
コミュニケーション

Chapter 4 ゆびさしイラスト

1 身体の部位

2 症候

3 その他

執筆者一覧 [敬称略・執筆項目順]

編集

宮川真奈美　　　医療法人社団緑友会らいおんハートグループ
　　　　　　　　看護部部長

編集協力

園田友紀　　　　公益財団法人ときわ会常磐病院看護部
　　　　　　　　EPA事業看護師受け入れ推進室,
　　　　　　　　福島県立医科大学大学院公衆衛生学講座修士課程

制作協力

李　屹　　　　　早稲田大学大学院法務研究科先端法学専攻

周　雨菲　　　　早稲田大学教育学部教育学科教育心理学専修

手島祐子　　　　東京大学大学院医学系研究科国際地域保健学教室

Do Dang An　　 東京大学大学院医学系研究科国際地域保健学教室

池田奈緒美　　　帝京大学大学院公衆衛生学研究科

池田ビクトリア　フィリピン人コミュニケーション相談
　　　　　　　　（栃木県宇都宮市上田町）

大島ヴィルジニアユミ　ブラジリアン翻訳者協議会, 元・小牧市民病院医療通訳者,
　　　　　　　　犬山多文化共生推進員

Vienza Beby Aftitah　北里大学大学院医療系研究科生体機能医科学群細胞免疫学

編集担当：谷口友紀, 瀬崎志歩子, 黒田周作　　デザイン：野村里香
イラスト：藤本けいこ, 日本グラフィックス

本書の使い方

本書は，医療現場で使用頻度が高いフレーズ・単語について，今わが国で特に必要とされている7か国語（英語，中国語，韓国語，ベトナム語，タガログ語，ポルトガル語，インドネシア語）に翻訳しています．本書が1冊手元にあれば，たいていの外国人患者さんと意思疎通がとれるでしょう．

本書は，Chapter 1～4で構成されており，Chapter 1～3では，外来・病棟で使用する頻度の高いフレーズ・単語をあげています．

Chapter 4では，医療現場で必ず使用する単語についてイラストを交えて解説しています．指でさし示して現場ですぐに患者さんとコミュニケーションをとるツールとしてご活用ください．

また，付録として「外国人看護師・介護士向け日常表現集」を掲載し，医療現場特有の日常表現について外国人医療者向けに解説しています．

翻訳にあたっては，自然な表現を掲載するため，医療現場の状況や文脈をふまえ，意訳を掲載している箇所もあります．なお，本書で掲載しているルビは，外国人の方に理解いただきやすい「ひらがな」を使用しています．

また，各フレーズは，ネイティブの自然な発音にできるだけ近づけて，ひらがなで表現しています．

Chapter 4

イラストを指でさし示して会話できるので，
ほとんど話すことができない方同士の
コミュニケーションにも対応

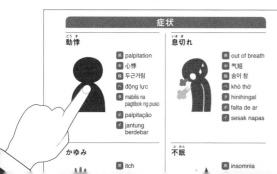

Chapter 1～3

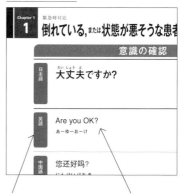

英語，中国語，韓国語，ベトナム語，タガログ語，インドネシア語の7か国語で翻訳

医療現場で使用頻度が高い160フレーズを掲載

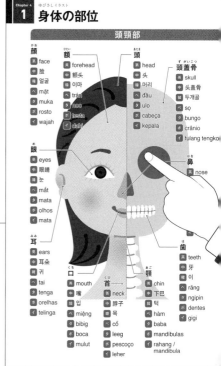

Chapter 1

緊急時対応

1
倒れている，
または状態が悪そうな
患者さんに声がけをする：救急声がけ

1 倒れている，または状態が悪そうな患者さんに声がけをする：救急声がけ

意識の確認

日本語

だいじょうぶ
大丈夫ですか?

英語

Are you OK?
あーゆーおーけ

中国語

您还好吗?
にん はい はお ま

韓国語

괜찮습니까?
けんちゃんすむにか

ベトナム語

Anh(chị) có khỏe không?
あいん(ち) こ げおえ ごんぐ

タガログ語

Ok kalang po ba? walang problema po ba?
おーけい からん ぽ ば? わらん ぷろぶれーま ぽ ば

ポルトガル語

Está bem?
えすた べん

インドネシア語

Apakah Anda baik-baik saja?
あぱか あんだ ばいっく ばいっく さじゃ

救急声がけ

（本人への質問）受付

診察室前

診察室（外來）

検査室（検査）

科別名称

入院

意識の確認

日本語

（肩をたたいて）わかりますか?

英語

(While tapping the shoulder) Can you recognize this?

（わいる たっぴんぐ ざ しょるだー）　　きゃんゆ れこぐないず でいす

中国語

（拍拍肩膀）　您有意识吗?

（ぱいぱいじぇんばん）　にん よう いーし ま

韓国語

(어깨를 두드리며) 알겠습니까 ?

（おっける どぅどぅりみょ）　あるげすむにか

ベトナム語

(Vỗ vào vai bệnh nhân và hỏi) Anh (chị) có hiểu không?

（ぼー ばお ばい べん なん ばー ほい）　　あいん（ち）こ はいうー こん

タガログ語

(Tatapikin) Nakikita mo ba ako?

（たたびきん）　　なききた も ば あこ

ポルトガル語

(Batendo nos ombros) Consegue me ouvir?

（ばてんど のす おんぶろす）　　こんせげ め おううぃー

インドネシア語

(Tepuk bahu) Apakah Anda mengerti?

（とぅぷっく ばふ）　あぱか あんだ むんぐるてぃ

日本語

どこか痛みますか?
場所を教えてください。

英語

Please tell us where it hurts.

ぷりーず てらす うぇあ いっはーつ

中国語

哪里痛?

なり とん

请告诉我位置。

ちん がおす うぉ うぇいじ

韓国語

어디가 아프세요?

おでぃが あぷせよ

ベトナム語

Anh (chị) có thấy đau ở đâu không?

あいん(ち) こ たい だーう おー だーう こん

Xin vui lòng chỉ cho tôi biết chỗ đau.

しん ぶい ろんぐ ち ちょー とい ばえと ちょー だーう

タガログ語

Saan masakit banda?

さあん まさきっ ばんだ

Pakisabi saan banda.

ぱきさび さあん ばんだ

ポルトガル語

Onde doi?

おんで どい

Informe o local.

いんふぉるめ お ろかう

インドネシア語

Dimanakah Anda merasakan sakit?

でぃまなか あんだ むらさかん さきっ

Tolong beritahu saya.

とろん ぷりたふ さや

救急声がけ

（本人への質問）受付

診察室前

診察室（外来）

検査室（検査）

科別名称

入院

気分の確認

日本語

気分がすぐれないのですか?

英語

Are you feeling unwell?

あーゆー ふぃーりんぐ あんうぇーる

中国語

您感觉不舒服吗?

にん げんじゅえ ぶしゅふ ま

韓国語

몸이 안좋으세요?

もみ あんじょうせよ

ベトナム語

Anh(chị) có cảm thấy ốm không?

あいん(ち) こ たい おーん こん

タガログ語

Anong nararamdaman mo?

あのん ならんだまん も

ポルトガル語

Está passando mal?

えすた ぱさんど まう

インドネシア語

Apakah Anda merasa tidak enak badan?

あぱか あんだ むらさ てぃだ えな ばだん

日本語

付き添いの人はいますか?

英語

Do you have anyone to assist you?

どぅゆー はぷ えにうぉん とぅ あしすちゅー

中国語

有陪同的人吗?

よう ぺいとん で れん ま

韓国語

동행인은 있습니까?

どんへんいんうん いぷすにか

ベトナム語

Có ai đi cùng anh (chị) không?

こ あい ど くん あいん(ち) こん

タガログ語

May kasama ka?

まい かさーま か

ポルトガル語

Está acompanhado de alguém?

えすた あこんぱにゃど で あうげん

インドネシア語

Apakah ada yang menemani Anda?

あぱか あだ やん むねまに あんだ

救急声がけ

（本人への質問）受付

診察室前

診察室（外来）

検査室（検査）

科別名称

入院

名前の確認

日本語

お名前を教えてください。

英語

Please tell us your name.

ぷりーず てらす ゆあ ねーむ

中国語

请告诉我您的名字。

ちん がおすうぉ にんで みんず

韓国語

성함을 알려주세요.

そんはむる ありょじゅせよ

ベトナム語

Vui lòng cho tôi biết tên của anh（chị）.

ぶい ろん ちょー とい びえっと てん くあ あいん（ち）

タガログ語

Anong pangalan mo?

あのん ぱがーらんも

ポルトガル語

Diga o seu nome por favor.

じが お せう のめ ぼー ふぁゔぉー

インドネシア語

Siapa nama Anda?

しあぱ なま あんだ

日本語

日本語はわかりますか?

英語

Do you understand Japanese?

どぅゆー あんだーすたんど じゃぺにーず

中国語

您会日语吗?

にん ふぇ いゆ ま

韓国語

일본어를 쓸 수 있으세요?

いるぼんおる するすいっすせよ

ベトナム語

Anh (chị) có hiểu tiếng Nhật không?

あいん(ち)こ はいうー たいんぐ んはっと こん

タガログ語

Marunong kang maghapon na sa lita?

まるーぬん かん まぐはぽん な さ りた

ポルトガル語

Você entende o idioma japonês?

ゔぉせ えんてんで お いじおま じゃぽねす

インドネシア語

Apakah Anda bisa berbahasa Jepang?

あぱか あんだ びさ ぶるばはさ じゅぱん

言語の確認

日本語

何語が話せますか?
<ruby>何<rt>なに</rt></ruby><ruby>語<rt>ご</rt></ruby>が<ruby>話<rt>はな</rt></ruby>せますか?

英語

What language do you speak?
わっ れんぐぃーじ どぅゆー すぴーく

中国語

您会说什么语言?
にんふぇしゅえ しぇんめ いゆえん

韓国語

어떤 언어를 쓸 수 있으세요?
おとんおんおる するすいすせよ

ベトナム語

Anh (chị) nói ngôn ngữ nào?
あいん (ち) のい ごん ぐー なお

タガログ語

Anong lengguwahe ang gamit mo?
あのん れんぐわへ あん がーみっ も

ポルトガル語

Em que idioma consegue se comunicar?
えん け いじおま　こんせげ せ こむにかー

インドネシア語

Bahasa apa yang bisa Anda gunakan?
ばはさ あぱ やん びさ あんだ ぐなかん

状態の確認

日本語

動けますか?
（うご）

歩けますか?
（ある）

英語

Can you move?
きゃんゆー むーぶ

Can you walk?
きゃんゆー うぉーく

中国語

能动吗?
ねん どん ま

能走路吗?
ねん ずう ぉ る ま

韓国語

움직일 수 있으세요?
うむじぎるす いすせよ

걸을 수 있으세요?
ごるす いすせよ

ベトナム語

Anh（chị）có thể di chuyển không?
あいん（ち）こ てー じ ちゅえん こん

Anh（chị）có thể đi bộ không?
あいん（ち）こ てー ぢ ぼー こん

タガログ語

Nakakagalaw ka po?
なか かがらう か ぽ

Nakakalakad ka po?
なか からーかっ か ぽ

ポルトガル語

Consegue se movimentar?
こんせげ せ もゔぃめんたー

Consegue andar?
こんせげ あんだー

インドネシア語

Bisakah Anda bergerak?
びさか あんだ ぶるげらっ（く）

Bisakah Anda berjalan?
びさか あんだ ぶるじゃらん

Chapter 2

患者さんとの
コミュニケーションの基本

1 受付（本人への質問）

あいさつ

日本語

おはようございます。

英語

Good morning.
ぐっ もーにん

中国語

早上好。
ざうぉ しゃん はお

韓国語

좋은 아침입니다.
じょうん あちみんにだ

ベトナム語

Xin chào buổi sáng.
しん ちゃう ばおい さんぐ

Chúc buổi sáng tốt lành.
ちゅっく ばおい さんぐ とっと らん

タガログ語

Magandang umaga po.
まがんだん うまーがぽ

ポルトガル語

Bom dia.
ぽんじーあ

インドネシア語

Selamat pagi.
すらまっ(と) ばぎ

あいさつ

日本語

こんにちは。

英語

Hello.

へろー

中国語

您好。

にん はお

韓国語

안녕하세요.

あんにょんはせよ

ベトナム語

Xin chào anh（chị）（buổi chiều）.

しん ちゃお あいん（ち）（ぶおい ちえう）

タガログ語

Magandang tanghali po.

まがんだん たんはーり ぽ

ポルトガル語

Boa tarde.

ぼあ たるで

インドネシア語

Selamat siang.

すらまっ（と）しあん

日本語

こんばんは。

英語

Good evening.

ぐっ いーぶにん

中国語

晚上好。

わん しゃん はお

韓国語

안녕하세요.

あんにょんはせよ

ベトナム語

Xin chào anh（chị）（buổi tối）. / Chúc buổi tối tốt lành.

しん ちゃお あいん（ち）（ぶおい とい）/ ちゅっく ばおい とい とっと らん

タガログ語

Magandang gabi po.

まがんだん がび ぽ

ポルトガル語

Boa noite.

ぽあ のいて

インドネシア語

Selamat malam.

すらまっ（と）まらん

救急声かけ

受付
（本人への質問）

診察室前

診察室（外来）

検査室（検査）

料別名称

入院

あいさつ

日本語

ありがとうございます。

英語

Thank you.

せんきゅー

中国語

谢谢。

しぇ しぇ

韓国語

감사합니다.

かむさ はむにだ

ベトナム語

Cảm ơn anh（chị）rất nhiều.

きゃむ おん あいん（ち）らっと にえう

タガログ語

Maraming salamat po.

まらーみん さらーまっ ぽ

ポルトガル語

Muito obrigado.

むいと おぶりがど

インドネシア語

Terima kasih.

とぅりま かし

日本語

健康保険や旅行保険をお持ちですか?

英語

Are you enrolled in a health or travel insurance?

あーゆ いんろーるど いな へるす おあ とらべる いんしゅらんす

中国語

有健康保险和旅行保险吗?

よう じぇんかん ばおしぇん へ りゅしん ばおしぇん ま

韓国語

건강보험이나 여행보험에 가입되 있으세요?

こんがんぽほみな よへんぽほめ がいぺいすせよ

ベトナム語

Anh(chị) có bảo hiểm y tế hoặc bảo hiểm du lịch không?

あいん(ち) こ ばお はいむ いー てー ほっく ばう はいむ じゅう りっく こん

タガログ語

Kayo po ba ay may dala ng health insurance?

かよぷーば あい まいだらーん へるっ いんしゅーらんす

ポルトガル語

Possui o cartão do seguro de saúde ou seguro de viagem?

ぽすい お かるたうん ど せぐろ で さうーで おう お せぐろ で ゔぃあじぇん

インドネシア語

Apakah Anda memiliki asuransi kesehatan atau asuransi
あぱか あんだ むみりき あすらんし くせはたん あたう あすらんし
perjalanan?
ぷるじゃらなん

救急声かけ

受付
（本人への質問）

診察室前

診察室（外来）

検査室（検査）

科別名称

入院

受診について

この病院は初めてですか?

びょう いん　はじ

Is it your first time coming to this hospital?

いじっと ゆあ ふぁーすと たいむ とぅ かむ とぅ でぃす ほすぴたる

您是第一次来这家医院吗?

にん し でぃいつー らい じぇじゃ いゆぇん ま

이 병원은 처음이세요?

い びょんうぉぬん ちょうみせよ

Đây có phải là lần đầu tiên anh(chị)đến Bệnh viện không?

でーい こー ふぁい れー らん だう てぃえん あいん(ち) でん べん ゔぃえん こんぐ

Ito po ba ang unang pagkaka taon na pumunta sa ospital

いと ぽ ば あんぐ うーなん ぱぐかか たおん な ぷむんた さ ほすぴたる

na eto.

な えと

É a primeira vez neste hospital?

え あ ぷりめいら ゔぇす ねすて おすぴたう

Apakah ini kunjungan pertama Anda di rumah sakit ini?

あばか いに くんじゅんがん ぷるたま あんだ でぃ るま さきっ いに

日本語

診察券はありますか？
（しんさつけん）

英語

Do you have a patient registration ticket?

どぅーゆ はぶ あ ぺーしょんと れじすとれーしょん ちけっと

中国語

有诊察券吗？

よう じぇんちゃちうぇん ま

韓国語

진찰카드 갖고 계세요？

じんちゃるかどぅ がっこ げせよ

ベトナム語

Anh（chị）có thẻ đăng ký khám bệnh chưa？

あいん（ち）こて だん き がむ ちゅあ べん ちゅーあ

タガログ語

Meron kabang isang card sa pagsusuri？

めーろん かばん いさん かーど さ ぱぐすすーり

ポルトガル語

Possui o cartão de consulta？

ぽすい お かるたうん で こんすうた

インドネシア語

Apakah Anda memiliki kartu pemeriksaan medis？

あぱか あんだ むみりき かるとぅ ぺめりくさあん めでぃす

救急声がけ

受付
（本人への質問）

診察室前

診察室（外来）

検査室（検査）

科別名称

入院

国籍

日本語

国籍を教えてください。

英語

Please tell us your nationality.

ぷりーず てらす ゆあ なしょなりてぃー

中国語

请告诉我您的国籍。

ちん がおすうぉ にん で ぐぉーじ

韓国語

국적을 알려주세요.

ぐっくじょぐる ありょじゅせよ

ベトナム語

Vui lòng cho tôi biết quốc tịch của anh（chị）.

びい ろん ちょー とい ばいと くぉっく てぃっち くあ あいん（ち）

タガログ語

Saan ka galing na bansa.

さあん か がーりん な ばんさ

ポルトガル語

Qual a sua nacionalidade?

くあう あ すあ なしおなりだで

インドネシア語

Apa kewarganegaraan Anda?

あぱ くわるがねがらあん あんだ

予約

日本語

予約されていますか?

英語

Do you have a reservation?

どぅゆーはぶ あ れざべーしょん

中国語

预约了吗?

いういうぇ れ ま

韓国語

예약하셨나요?

いぇやく はしょっなよ

ベトナム語

Anh(chị) đã có lịch hẹn khám bệnh chưa?

あいん(ち) だー こ りっち へん かむ べん ちゅあ

タガログ語

Nakapagreserba po kayo?

なかぱぐりせるばー ぽ かよ

ポルトガル語

Tem horário marcado?

てん おらりお まるがど

インドネシア語

Apakah Anda sudah melakukan reservasi?

あぱか あんだ すだ むらくかん れせるふぁし

紹介状

日本語

紹介状はありますか?

英語

Do you have a letter of reference?

どぅゆーはぶ あ れたー おぶ れふぁれんす

中国語

有介绍信吗?

よう じぇ しあお しん ま

韓国語

소개장은 가지고 계세요?

そげじゃんうん がじごけせよ

ベトナム語

Anh（chị）có giấy giới thiệu từ bệnh viện khác không?

あいん（ち）こ じゃい じょい ていえう とぅー べん びーん くっく くこん

タガログ語

Meron kabang liham or rekomenda na pagpapakilala?

めろん かばん りーはむ おーる りこめんだ な ぱぐぱぱきらーら

ポルトガル語

Possui carta de encaminhamento?

ぽすい かるた で えんかみにゃめんと

インドネシア語

Apakah ada surat pengantar?

あぱか あだ すらっと ぺんがんたる

受付

日本語

うけ つけ て つづ
受付手続きをしますのでお待ちください。
ま

英語

Please wait for the registration procedure.

ぷりーず うぇいと ふぉ ざ れじすとれーしょん ぷろしーじゃ

中国語

挂号中请稍等。

ぐあーはお ぢょん ちん しあお でん

韓国語

접수가 완료할 때 까지 잠시만 기다려주세요.

じょぶすが わるりょでるてかじ じゃむしまん ぎだりょじゅせよ

ベトナム語

Xin vui lòng chờ thủ tục nhập viện.

しん ゔい ろんぐ ちょー てゅー てぅしく にゃあっぷ ゔぃーえん

タガログ語

Mangyari maghintay po para sa pagpaparehistro.

まんやり まぐひんたい ぽ ぱら さ ばぐばばれひすとろ

ポルトガル語

Vamos fazer os trâmites de recepção, aguarde por favor.

ゔぁもす ふぁぜー おす とらみてす で へせぴさうん あぐあるで ぽー ふぁゔぉー

インドネシア語

Mohon menunggu untuk prosedur pendaftaran.

もほん むぬんぐ うんとぅ ぷろせどぅる ぺんだふたらん

| 日本語 | 受診カードです。
（じゅ しん かー ど） |

| 英語 | This is your patient registration ticket.
でぃす いず ゆあ ぺーしょんと れじすとれーしょん ちけっと |

| 中国語 | 这是受诊卡。
じぇし しょうじぇん か |

| 韓国語 | 진료신청서 입니다.
じんりょしんちょんそいんにだ |

| ベトナム語 | Đây là phiếu tiếp nhận hồ sơ của anh（chị）.
でーい れー ふぃえうー てぃえぷ にゃん ほー そー くーあ あいん（ち） |

| タガログ語 | Tarheta para sa konsultasyon.
たるへーた ぱら さ こんそるたすよん |

| ポルトガル語 | Este é o seu cartão de consultas.
えすて え おせう かるたうん で こんすうたす |

| インドネシア語 | Ini kartu pemeriksaan Anda.
いに かるとぅ ぺめりくさあん あんだ |

日本語

診察カードです。
しん さつ か ー ど

英語

This is your patient registration ticket.
でぃす いず ゆあ ぺーしょんと れじすとれーしょん ちけっと

中国語

这是诊察卡。
じぇし じぇんちゃー か

韓国語

진찰카드 입니다.
じんちゃるかどぅいんにだ

ベトナム語

Đây là phiếu khám chữa bệnh của anh（chị）.
でー えれー ふぃえうー たいぷんはん ほー そー くあ あいん（ち）

タガログ語

Tarheta para sa pagsusuri.
たるへーた ぱら さ ぱぐすすり

ポルトガル語

Este é o seu cartão para tratamento médico.
えすて え お せう かるたうん ぱら とらためんと めじこ

インドネシア語

Ini kartu pemeriksaan Anda.
いに かるとぅ ぺめりくさあん あんだ

救急声がけ

（本人への質問）
受付

診察室前

診察室（外来）

検査室（検査）

科別名称

入院

精算

日本語

お金をお支払いください。

※診察料は○円です。

英語

※The consultation fee will be ○ yen.

ざ こんさるてーしょん ふぃ うぃるび ○ えん

中国語

请付款。

ちん ふ くあん

韓国語

요금 지불을 부탁드립니다.

よぐむ じぶる ぶたくどぅりんにだ

ベトナム語

Xin anh（chị）vui lòng thanh toán tại đây.

しん あいん（ち）びー ろんぐ たん とあん たい でい

タガログ語

Mangyaring bayaran ng pera.

まんやーりん ばやーらん なん ぺら

ポルトガル語

Faça o pagamento por favor.

ふぁさ お ばがめんと ぽー ふぁゔぉー

インドネシア語

Silakan lakukan pembayaran.

しらかん らくかん ぺんばやらん

日本語

お大事にしてください。

英語

Please take care.
ぷりーず ているく けあ

中国語

请保重身体。
ちん ばおじゅん しぇんてい

韓国語

쾌차를 빕니다.
くぇちゃる びむにだ

ベトナム語

Xin hãy bảo trọng.
しん はい ばお とろん

タガログ語

Mangyaring magingat po.
まんやーりん まぐいいーがっぽ

ポルトガル語

Estimo melhoras.
えすちも めりょーらす

インドネシア語

Semoga lekas sembuh.
すもが れかす せんぶ

診察室前

問診票

救急声がけ

（本人への質問）受付

診察室前

診察室（外来）

検査室（検査）

科別名称

入院

日本語

この問診票に記入してください。

英語

Please fill out this registration form.

ぷりーず ふぃらうと でぃす れじすとれーしょん ふぉーむ

中国語

请填写这张病历表。

ちん てぇんしぇ じぇじゃん びんり びぃあおう

韓国語

이 문진표에 기입해주세요.

いむんじんびょえ ぎいっぺじゅせよ

ベトナム語

Vui lòng điền vào bảng câu hỏi này.

びー ろんぐ いえん ばお ばんぐ かう ほい ねー

タガログ語

Paki sagutan po lamang ang mga katanungan sa papel na eto.

ぱきさぐたん ぽ らーまん あん まが かたぬーがん さ ばぺーる な えと

ポルトガル語

Preencha o questionário por favor.

ぷれえんしゃ お けすちおなりお ぽー ふぁぅぉー

インドネシア語

Tolong isi kuesioner ini.

とろん いし くえしおねる いに

日本語

おいくつですか?
生年月日を記入してください。

英語

May I ask for your age?
めい あい あすきゅー ふぉ ゆあ えーじ

Please tell me your date of birth.
ぷりーず てるみ ゆあ でーと おぶ ばーす

中国語

您的年龄是多少?
にんで にえんりん し どぉー しゃおう

请填写生日。
ちん てぇんしぇー しぇんりい

韓国語

나이가 어떻게 되세요?
ないが おっとけ どぇせよ

생년월일을 적어주세요.
せんにょんうぉるいる じょごじゅせよ

ベトナム語

Anh(chị) bao nhiêu tuổi?
あいん(ち) ばお にえうー とおい

Xin vui lòng nhập ngày sinh của anh(chị).
しん ぶーい ろんぐ んっぷ がい しん くーあ あいん(ち)

タガログ語

Ilang edad?
いらん えだっ?

Mangyari pong isulat ang taon, petcha ng kapanganakan.
まんやり ぽん いすうらっ あんぐ たおん, ぺっちゃ なん ばかがなかん

ポルトガル語

Qual a sua idade?
くあう あ すあ いだで

Escreva a sua data de nascimento.
えすくれうぁ あ すあ だた で なしめんと

インドネシア語

Berapa usia Anda?
ぶらぱ うしあ あんだ

Mohon isi dengan tanggal lahir Anda.
もほん いし どぅんがん たんがる らひる あんだ

救急声がけ

〔本人への質問〕受付

診察室前

診察室（外来）

検査室（検査）

科別名称

入院

問診

日本語

今、どのような症状ですか?

英語

What seems to be the problem?

わっと しむーず とぅび ざ ぷろぶれむ

中国語

现在，有什么症状?

しぇんざい, よう しぇんめ じぇんじわん

韓国語

지금 어떤 증상인지 알려주세요.

じぐむ おっとん じゅんさにんじ ありょじゅせよ

ベトナム語

Các triệu chứng bây giờ là gì?

かっく とるう ちゅんぐ べい じょー れー じい

タガログ語

Ano ang mga sintomas ngayon?

あの あん まが しんとーます がよん

ポルトガル語

Quais são os sintomas atuais?

くあいす さうん おす しんとます あとぅあいす

インドネシア語

Apa yang Anda rasakan saat ini?

あぱ やん あんだ らさかん さあっと いに

日本語

今までに大きな病気にかかったことはありますか?

英語

Have you ever had any serious illness?

はぶ ゆ えば はっど えに しりあす いるねす

中国語

至今为止有重大病史吗?

じじんうぇいじ よう じょおんだ びんし ま

韓国語

여태까지 큰 병에 걸린 적이 있으세요?

じぐむかじ くんびょんえ ごるりんじょぎいすせよ

ベトナム語

Anh（chị) đã bao giờ bị ốm nặng chưa?

あいん（ち）だー ばお じょー び おむ なんぐ ちゅあー

タガログ語

Nagkaroon kaba ng isang malalang sakit?

なっかろおん かば なん いさん まららんさきっ

ポルトガル語

Já teve alguma doença grave?

じゃ てゔぇ あうぐま どえんさ ぐらゔぇ

インドネシア語

Apakah Anda memiliki riwayat penyakit yang parah?

あぱか あんだ めみりき りわやっと ぶにゃきっと やん ぱら

日本語	今、病気にかかっていますか?

英語

Are you currently suffering any kind of illness?

あゆ かれんとり さふぁりんぐ えに かいんどぶ いるねす

中国語

现在患有什么疾病吗?

しぇんざい ふぇんいお しぇんめ じびん ま

韓国語

지금 지병이 있으세요?

じぐむ じびょんい いっすせよ

ベトナム語

Bây giờ anh(chị) có bị ốm không.

べー じょおー あいん(ち) こー び おむ こんぐ

タガログ語

May sakit kaba ngayon?

まい さきっかば がよん

ポルトガル語

Está com alguma doença atualmente?

えすた こん あうぐま どえんさ あとぅあうめんて

インドネシア語

Apakah sekarang Anda sedang menderita sebuah

あぱか すからん あんだ せだん めんでりた すぶあ

penyakit?

ぷにゃきっ(と)

問診（現病歴）

日本語

今、病気の治療をされていますか?

何か持病はありますか?

英語

Are you receiving any treatment for your illness?

あーゆー りしーびんぐ えに とりーとめんと ふぉ ゆあ いるねす

Are you suffering from any chronic illness?

あーゆー さふぁりんぐ ふろむ えに くろにっく いるねす?

中国語

现在正在接受疾病的治疗吗?

しぇんざい じぇんざい じぇーしゅー じびん で じりぃあおま

有什么老毛病吗?

よう しぇんめ らおう まおう びん ま

韓国語

지금 치료를 받고 계세요?

じぐむ ちりょる ばっぽげせよ

어떤 지병이 있으세요?

おっとん じびょんい いすせよ

ベトナム語

Anh(chị) có đang điều trị bệnh gì không?

あいん(ち) こ ぐん どいえうー ちい べん じーい こんぐ

Anh(chị) có bệnh gì không?

あいん(ち) こ べんふ じーい こんぐ

タガログ語

Kasalukuyan ka bang ginagamot ang iyong sakit?

かさっるーくーやん か ばん ぎながもっ あん いよん さきっ

O mayroong kang anumang sakit?

お まいろおん かん あのまん さきっ

ポルトガル語

Está fazendo tratamento de alguma doença atualmente?

えすた ふぁぜんど とらためんと で あうぐま どえんさ あとぅあうめんて

Possui alguma doença crônica?

ぼっすい あうぐま どえんさ くろにか

インドネシア語

Apakah Anda sedang dirawat karena suatu penyakit sekarang ini?

あぱか あんだ すだん でぃらわっと かるな すあとぅ ぷにゃきっ(と)せからん いに

Adakah penyakit kronis?

あだか ぷにゃきっ(と) くろにす

日本語

今、何か薬を飲んでいますか?

英語

Are you taking any medications?

あーゆー ていきんぐ えに めでぃけーしょん

中国語

现在有服用什么药物吗?

しぇんざい よう ふよん しぇんめ やおうう ま

韓国語

지금 약을 복용하고 계세요?

じぐむ やぐる ぼぎょん はごげせよ

ベトナム語

Anh(chị) đang dùng thuốc gì bây giờ?

あいん(ち) だん づん てゅっく じー べー じょおー

タガログ語

Mayroon ka bang gamot na iniinom sa ngayon?

まいろおん か ばん がもっ な いにっいのむ さ がよん

ポルトガル語

Está tomando medicamento atualmente?

えすた とまんど めじかめんと あとぅあうめんて

インドネシア語

Apakah ada obat yang Anda konsumsi saat ini?

あばか あだ おばっと やん あんだ こんすんし さあっと いに

救急声がけ

〈本人への質問〉受付

診察室前

診察室（外来）

検査室（検査）

科別名称

入院

問診（現病歴）

日本語

食（た）べ物（もの）や薬（くすり）のアレルギー（あれるぎー）はありますか?

英語

Are you allergic to any food or medications?

あーゆー あらーじっく とぅ えに ふーど おあ めでぃけーしょんす

中国語

有食物或药物过敏吗?

よう しいう ふお やおうう ぐぉーみん ま

韓国語

음식이나 약 알러지가 있으세요?

うむしぎな やっかろじが いっすせよ

ベトナム語

Anh (chị) có dị ứng với thực phẩm hoặc thuốc nào không?

あいん (ち) こ じい うんぐ ぼい てゅっく ふぁむ ほっく てゅっく なお こんぐ

タガログ語

Mayroon ka bang anumang mga alerdyi sa pagkain o

まいろおん か ばん あのまん まが あーれるじぃ さ ぱぐかいん お

gamot?

がもっ

ポルトガル語

Possui alergia a comida ou remédio?

ぽすい あれるじあ あ こみだ おう へめじお

インドネシア語

Apakah Anda memiliki alergi makanan atau obat?

あぱか あんだ むみりき あれるぎ まかなん あたう おばっと

034

問診（飲酒）

日本語	## お酒は飲まれますか?

英語	### Do you drink alcohol? どぅゆー どりんく あるこほる

中国語	### 饮酒吗? いんじおま

韓国語	### 평소 술을 드세요? ぴょんそ する どぅせよ

ベトナム語	### Anh (chị) có uống rượu không? あいん(ち) こー うおんぐ るおう こんぐ

タガログ語	### Umiinom po ba kayo ng alak? うみいーのん ぼ ば かよ なん あーらっく

ポルトガル語	### Toma bebida alcóolica? とま べびだ あうこりか

インドネシア語	### Apakah Anda meminum alkohol? あぱか あんだ むみぬむ あるこほる

問診（飲酒）

日本語

週に何回お酒を飲みますか?
1日の量はどのくらいですか?

英語

How many times do you drink a week?
はう めに たいむず どぅゆー どりんく あ うぃーく

How much do you drink?
はうまち どぅゆ どりんく

中国語

一周喝几次酒?
いじいおう へ じーつー じお

一天大概喝多少?
いーてん だがい へ どぉー しゃおう

韓国語

주 몇번 술을 드세요?
じゅみょっぽん するどぅせよ

하루 어느정도 드세요?
はる おぬじょんど どぅせよ

ベトナム語

Anh (chị) thường uống bao nhiêu lần một tuần?
あいん(ち) てゅおんぐ うおんぐ ばお にえうー らん もっと とぅん

Mỗi ngày anh (chị) uống khoảng bao nhiêu?
もい がい あいん(ち) うおんぐ ぐおあぐ ばお にえうー

タガログ語

Ilang beses sa isang linggo ang naiinom?
いらん べーせっす さ いさん りんご あん なっいっいーのむ

Gaano kadami ang niinom sa isang araw?
があの かだみ あん ないっいーのむ さ いさん あーらう

ポルトガル語

Toma bebida alcóolica quantas vezes por semana?
とま べびだ あうこりか くあんたす ゔぇぜす ぽー せまな

Qual a quantidade por dia?
くあう あ くあんちだで ぽー じあ

インドネシア語

Berapa kali Anda minum alkohol dalam seminggu?
ぶらぱ かり あんだ みぬむ あるこほる だらむ すみんぐ

Berapa banyak yang Anda minum dalam sehari?
ぶらぱ ばにゃく やん あんだ みぬむ だらむ すはり

036

日本語

タバコを吸われますか?
1日に何本タバコを吸いますか?

英語

Do you smoke?
どぅゆー すもーく

How many cigarettes do you smoke a day?
はぅ めに しがれっず どぅゆー すもーく あ でー

中国語

吸烟吗?
しーえん ま

一天吸几根?
いーてん しー じー げん

韓国語

평소 담배를 피세요?
ぴょんそ だむべる ぴせよ

하루에 몇개비 피세요?
はるみょげっぴ ぴせよ

ベトナム語

Anh (chị) có hút thuốc không?
あいん(ち)こー はっと てゅおっく こん

Anh (chị) hút bao nhiêu điếu thuốc mỗi ngày?
あいん(ち)はっと ばお にえうー でえう もい がい

タガログ語

Kyo po ba ay naninigarilyo?
かよ ぽ ば あい なにに一がりっりょ

Sa isang araw nakakailang piraso kayo manigarilyo?
さ いさん あーらう なかかっいらん ぺらーそ かよ まに一がりーんにょ

ポルトガル語

Fuma cigarro?
ふま しがほ

Quantos cigarros fuma por dia?
くあんとす しがほす ふま ぽー じあ

インドネシア語

Apakah Anda merokok?
あぱか あんだ むろこっ(く)

Berapa banyak rokok dalam sehari?
ぶらぱ ばにゃく ろこっ(く) だらむ すはり

救急声がけ
（本人への質問）受付
診察室前
診察室（外来）
検査室（検査）
科別名称
入院

問診（喫煙）

何歳からタバコを吸っていますか?

何歳までタバコを吸っていましたか?

英語

When did you start smoking?
うぇん でぃでゅー すたーと すもーきんぐ

When did you quit smoking?
うぇん でぃでゅー くいっと すもーきんぐ

中国語

您从几岁起开始吸烟?
にん つぉん じすうぇ ちかいし しーいえん

您吸烟吸到了几岁?
にん しーいえん しーだおう れ じすうぇ

韓国語

몇살 때 부터 담배를 피셨어요?
みょっさるてぶと だむべる ぴっしょっそよ

몇살 때 까지 담배를 피셨어요?
みょっさるてかじ だむべる ぴしょっそよ

ベトナム語

Anh（chị）bắt đầu hút thuốc khi bao nhiêu tuổi?
あいん（ち）ばっと どぅ はっと てゅっく ぎー ばお にょう たおい

Anh（chị）hút thuốc đến năm bao nhiêu tuổi?
あいん（ち）はっと てゅっく でん なむ ばお にょう たおい

タガログ語

Kailan at anung edad ka?
かいらん あっ あのん えだっどぅ か

Nagsimulang manigarilyo?
なっぐせむらん まにーがりーんにょ

ポルトガル語

Fuma desde que idade?
ふま ですで け いだで

Fumou até que idade?
ふもう あてー け いだで

インドネシア語

Sejak usia berapa Anda merokok?
すじゃっ（く）うしあ ぷらぱ あんだ むろこっ（く）

Pada usia berapa Anda berhenti merokok?
ぱだ うしあ ぷらぱ あんだ ぶるふんてぃ むろこっ（く）

救急声かけ
（本人への質問）受付
診察室前
診察室（外来）
検査室（検査）
科別名称
入院

問診（妊娠）

日本語

現在、妊娠されていますか?

英語

Are you currently pregnant?

あーゆー かれんとり ぷれぐなんとぅ

中国語

现在怀孕了吗?

しぇんざい ふあいいうん れ ま

韓国語

현재 임신중이세요?

ひょんじぇ いむしんじゅん いせよ

ベトナム語

Hiện tại anh（chị） có đang mang thai không?

ひえん たい あいん（ち） こー だんぐ まんぐ たい こんぐ

タガログ語

Sangaayon kayo po ba ay nagdadalang tao?

さがよん かよ ぼ ば あい なぐだーだらん たお

ポルトガル語

Você está grávida atualmente?

ゔぉせ えすた ぐらゔぃだ あとぅあうめんて

インドネシア語

Apakah Anda sedang hamil?

あぱか あんだ すだん はみる

日本語

出産されたことはありますか?

（しゅっ さん）

英語

Have you ever given birth?

はぶゅー えばー ぎぶん ばーす

中国語

生过孩子吗?

しぇん ぐぉ はいず ま

韓国語

출산 하신 적이 있으세요?

ちゅるさん はしんじょぎ いっすせよ

ベトナム語

Anh（chị）đã từng có con chưa?

あいん（ち）だー たんぐ こー こん ちゅわ

タガログ語

Nanganak kana ba?

ながなっ かな ば

ポルトガル語

Teve parto alguma vez?

てゔぇ ぱると あうぐま ゔぇす

インドネシア語

Pernahkah Anda melahirkan?

ぷるなか あんだ むらひるかん

体温測定

日本語

体温を測ります。

英語

We will take your temperature now.

うぃ うぃる ていく ゆあ てんぷれちゃ なう

中国語

我们要为您测量体温。

うぉめん やお うぇ にん つぇりゃん てぃーうぇん

韓国語

체온을 재겠습니다.

ちぇおんうる じぇげっすんにだ

ベトナム語

Tôi sẽ đo nhiệt độ cơ thể anh(chị) bây giờ.

とい せー どー にえっと どー こー てぇー あいん(ち) べい じょー

タガログ語

Susukatin ang temperatura ng katawan.

すすかーてぃん あん てんぺらとぅーら なん かたわん

ポルトガル語

Medir a temperatura.

めじー あ てんぺらとぅら

インドネシア語

Kami akan mengukur suhu tubuh Anda.

かみ あかん むんぐくる すふ とぅぶ あんだ

救急声かけ

（本人への質問）受付

診察室前

診察室（外来）

検査室（検査）

科別名称

入院

041

日本語

脇の下に体温計の先端部分を入れて、
ピーという音がなるまで、3分お待ちください。

英語

Please put the tip of the thermometer under your armpit and
ぷりーず ぶっざ てぃっぷ おぶ ざ さもめーたー あんだー ゆあ あーんぴっ あんど

wait for about three minutes until you hear the 'beep' sound.
うぇいと ふぉ あばうと すりーみにつ あんてぃる ゆ ひあ ざ びーぶ さうんど

中国語

将体温计前端放入腋下，
じゃん てぃーうぇんじ ちぇんどうぇん ふぁん るう いえしあ，

提示音响起之前请等待3分钟。
てぃじいん しゃんち じちぇんち ちん でんだい さん ふぇんぢょん

韓国語

겨드랑이 밑에 체온계의 앞부분을 넣어서,
ぎょどぅらんい みて ちぇおんげえ あっぷぶぶんうる のおそ

삐 소리가 날때까지 3분 정도 기다려주세요.
ぴー そりが なるてかじ さんぶん じょんど ぎだりょ じゅせよ

ベトナム語

Kẹp đầu nhiệt kế vào nách và đợi 3 phút đến khi tiếng bíp
けっぷ だうー にえっと けばお なっち ばー どい ばー ふぁっと でん ぎー たいんぐ びっぷ

phát ra.
ふぁっと らー

タガログ語

Ilagay ang dulo ng termometer sa ilalim ng kilikili,
いらがい あん どぅーろ なん てるもーめてる さ いらーりむ きりきり，

Tatlominuto mag hantay.
たっとぅろんみぬーと まぐ はんたい

ポルトガル語

Colocar a ponta do termômetro nas axilas e espere por
ころかー あ ぽんた ど てるもめとろ なす あきしらす え えすぺれ ぽー

3 minutos, até fazer o som pi-.
とれす みぬとす，あて ふぁぜる ぴー

インドネシア語

Letakkan ujung termometer di bawah ketiak Anda dan
れたっかん うじゅん てるもめてる でぃ ばわ けてぃあっく あんだ だん

tunggu selama 3 menit sampai Anda mendengar bunyi bip.
とぅんぐ すらま てぃが むにっと さんぱい あんだ むんどぅんがる ぶにぃ びぶ

日本語

番号を呼ばれたら入ってください。

英語

Please come in when your number is called.

ぷりーず かみん うぇん ゆあ なんばー いず こーるど

中国語

被叫号后请进入。

べい じゃおう はお ほう ちん じんるう

韓国語

번호를 부르면 들어와 주세요.

ぼのる ぷるみょん どぅろわ じゅせよ

ベトナム語

Xin anh (chị) vui lòng vào phòng khi gọi đến số thứ tự của

しん あいん(ち) ぶい ろんぐ ばお ふぉんぐ ぎー ごい でん そー てゅー とぅー くあ

anh (chị).

あいん(ち)

タガログ語

Pagtinawag ang numeru pasok na po?

ぱっぐてぃなーわっぐ あん ぬめろ ぱーそっく な ぽ

ポルトガル語

Entre quando chamar o número.

えんとれ くあんど しゃまー お ぬーめろ

インドネシア語

Tolong masuk ke dalam ruang pemeriksaan jika nomor

とろん ますく だらむ るあん ぺめりくさあん じか のもる

Anda disebutkan.

あんだ でぃせぶっとぅかん

救急声がけ

受付（本人への質問）

診察室前

診察室（外来）

検査室（検査）

科別名称

入院

待合室

日本語

○分程度ここでお待ちください。

（ふん てい ど ま）

英語

Please wait here for about ○ minutes.

ぷりーず うぇいと ひあ ふぉ あばうと ○ みにつ

中国語

请在此等待约 ○分钟。

ちん ざいつー でんだい ゆえ ○ ふぇんぢょん

韓国語

○ 분 정도 여기서 기다려주세요.

○ ぷん じょんど よぎそ ぎだりょ じゅせよ

ベトナム語

Xin vui lòng chờ ở đây ○ phút.

しん ぶい ろんぐ ちょー おー だい ○ ふぁっと

タガログ語

Mangyari po maghintay parasa mga ○ minuto.

まんやーり ぽ まぐひんたい ぱらさ まが ○ みぬと

ポルトガル語

Espere aqui por uns ○ minutos.

えすぺれ あきー ぽー うんす ○ みぬとす

インドネシア語

Mohon menunggu di sini selama ○ menit.

もほん むぬんぐ でぃ しに すらま ○ むにっと

044

3 診察室（外来）

診察

日本語

今、どのような症状か教えてください。

英語

Please tell us what seems to be the problem.

ぷりーず てらす うぉっと しーむず とぅび ざ ぷろぶれむ

中国語

现在，请告诉我您有什么症状。

しぇんざい，ちん がおす うぉ にん よう しぇんめ じぇんじゅあん

韓国語

지금 어떤 증상인지 알려주세요.

じぐむ おっとん じゅんさんいんじ あるりょじゅせよ

ベトナム語

Xin vui lòng cho tôi biết những triệu chứng của anh（chị）

しん ぶい ろんぐ ちょー とい ばいと ぬんぐ とるーう ちゅんぐ くあ あいん(ち)

bây giờ.

べーい じょー

タガログ語

Sa ngayon, paanu at anu ang nararamdaman sabihin nyo po?

さがよん，ぱあの あっ あの あん ならーらんだまーん さびーひん にょ ぽ

ポルトガル語

Diga os sintomas que está sentindo agora.

じが おす しんとます け えすた せんちんど あごら

インドネシア語

Apa gejala yang Anda rasakan saat ini?

あぱ げじゃら やん あんだ らさかん さあっと いに

救急声がけ

受付（本人への質問）

診察室前

診察室（外来）

検査室（検査）

科別名称

入院

| 日本語 | **いつごろ始_{はじ}まりましたか?** |

いつごろ始まりましたか?

| 英語 | Since when did it start? |

しんす うぇん でぃどぅいっ すたーと

| 中国語 | 大约从什么时候开始的? |

だいゆえ つぉん しぇんめ しほう かいしー で

| 韓国語 | 대략 언제쯤 시작됬나요? |

どぇりゃく おんじぇちゅむ しじゃっどぇっなよ

| ベトナム語 | Khi nào anh（chị）bắt đầu có những triệu chứng này? |

ぎー なお あいん（ち）ばっと だう こ ぬんー とるーう ちゃんぐ ない

| タガログ語 | Kailan po nagsimula? |

かいらん ぽ なっ せぐら

| ポルトガル語 | Começou quando? |

こめそう くあんど

| インドネシア語 | Mulai kapan Anda merasakan gejala itu? |

むらい かぱん あんだ むらさかん げじゃら いとぅ

日本語

症状はどのくらい続いていますか?

英語

How long have you had this for?

はうろんぐ はびゅ はでぃす ふぉ

中国語

症状持続了多久?

じぇんじゅあん ちしう れ どぉー じゅう

韓国語

증상이 생긴지는 어느정도 됐나요?

じゅんさんい せんぎんじぬん おぬじょんど どぇってなよ

ベトナム語

Các triệu chứng này kéo dài trong bao lâu?

きゃっく とるー ちゃんぐ ねー きーおー だい とろんぐ ばう らう

タガログ語

Kailan pa po ba nyo nararadaman?

かいらん ぱ ぽ ば にょ ならんだまん

ポルトガル語

A quanto tempo sente esses sintomas?

あ くあんと てんぽ せんて えせす しんとます

インドネシア語

Berapa lama gejalanya bertahan?

ぶらば らま げじゃらにゃ ぶるたはん

救急声かけ

(本人への質問) 受付

診察室前

診察室(外来)

検査室(検査)

科別名称

入院

047

日本語

熱(ねつ)がありますか?

英語

Do you have a fever?

どぅゆー はぶ あ ふぃーば

中国語

发烧吗?

ふぁ しゃおう ま

韓国語

열이 있나요?

より いっなよ

ベトナム語

Anh(chị) có bị sốt không?

あいん(ち)こ び そっと こん

タガログ語

May lagnat po ba kayo?

まい らっぐなっ ぽ ば かよ

ポルトガル語

Está com febre?

えすた こん ふぇぶれ

インドネシア語

Apakah Anda demam?

あぱか あんだ でむむ

救急声かけ

（本人への質問）受付

診察室前

診察室（外来）

検査室（検査）

科別名称

入院

日本語

どこが痛みますか?

英語

Where does it hurt?

うぇあ だじっはーとぅ

中国語

哪里痛?

なり とん

韓国語

어디가 아프세요?

おでぃが あぷせよ

ベトナム語

Anh(chị) thấy đau ở đâu?

あいん(ち) たい だう おー どう

タガログ語

Saan po ang masakit?

さあん ぽ あん まさきっ

ポルトガル語

Onde sente dor?

おんで せんて どーる

インドネシア語

Bagian mana Anda merasakan sakit?

ばぎあん まな あんだ むらさかん さきっ

日本語

どのくらい痛いですか?

英語

How much does it hurt?

はうまち だじっと はーとぅ

中国語

有多痛?

よう どぉー とん

韓国語

얼마나 아프세요?

おるまな あぷせよ

ベトナム語

Cảm giác đau của anh (chị) như thế nào?

きゃむ じゃく だう くあ あいん (ち) ぬー てぇー なお

タガログ語

Gaanu kasakit?

があのー かさきっ

ポルトガル語

Qual a intensidade da dor?

くあう あ いんてんしぃだで だ どーる

インドネシア語

Seberapa sakit yang Anda rasakan?

せぷらぱ さきっ やん あんだ らさかん

救急声がけ

（本人への質問）受付

診察室前

診察室（外来）

検査室（検査）

科別名称

入院

日本語

口を開けてください。

※喉をあーんとしてください。

英語

Please open your mouth.

ぷりーず おーぷん ゆあ まうす

中国語

请张开嘴。

ちん じゃんかい づうぇ

韓国語

입을 열어주세요.

いぶる よろじゅせよ

ベトナム語

※Xin hãy mở miệng và thè lưỡi ra.

しん へい もー まいんぐ ばー てぇ るおい れー

タガログ語

※Paki bukas ang bibig.

ぱき ぶかす あん びびっぐ

ポルトガル語

※Por favor abra a boca e faça ahhh.

ぽー ふぁぐぉー あぶら あ ぼか え ふぁさ あああ

インドネシア語

Boleh tolong buka mulut?

ぼれ とろん ぶか むるっ（と）

日本語

最後(さいご)に食事(しょくじ)をしたのは何時(いつ)でしたか?

英語

When was your last meal?

うぇん わず ゆあ らすと みーる

中国語

最后一次吃饭是什么时候?

づうぇほう いーつ ちふぁん し しぇんめ しほう

韓国語

마지막에 식사를 하신건 몇시쯤인가요?

まじまげ しくさる はしんごん みょっしちゅみんがよ

ベトナム語

Lần cuối anh(chị) dùng bữa là khi nào?

らん くぉい あいん(ち) づん びゅーあー れー きー なお

タガログ語

Kailan ang huling pagkain.

かいらん あんぐ ふうりんぐ ぱぐかいん

ポルトガル語

Quando foi a última vez que comeu?

くあんど ふぉい あ ううちま ゔぇす け こめう?

インドネシア語

Jam berapa Anda terakhir makan?

じゃむ ぶらぱ あんだ てらきる まかん

4 検査室（検査）

血圧

日本語

血圧の測定をします。
けつ あつ　　　そく てい

英語

We will take your blood pressure now.

うぃ うぃる ていく ゆあ ぶらっど ぷれっしゃー なう

中国語

我们要为您测量血压。

うぉめん やおう うぇいにん つうぇりゃん しうぇや

韓国語

혈압을 측정하겠습니다.

ひょらっぷる ちゅくじょん ばげっすんにだ

ベトナム語

Tôi sẽ kiểm tra huyết áp của anh（chị）bây giờ.

とい せー かいむ とらー はいえっと あっぷ くあ あいん（ち）べーい じょー

タガログ語

Sukatin ang presyon ng dugo.

そかーてぃん あん ぷれっしょん なん どうご

ポルトガル語

Medirei a pressão arterial.

めじれい あ ぷれさうん あるてりあう

インドネシア語

Kami akan mengukur tekanan darah Anda.

かみ あかん むんぐくる てかなん だら あんだ

救急声がけ

（本人への質問）受付

診察室前

診察室（外来）

検査室（検査）

科別名称

入院

日本語

厚い服（上着）は脱いでください。

英語

Please take off your outerware.

ぷりーず ていこふ ゆあ あうたうぇあ

中国語

请脱掉厚衣服（外套）。

ちん とうぉ でぃやおう ほういーふう（わいたおう）

韓国語

윗옷을 벗어주세요.

うぃどする ぽそじゅせよ

ベトナム語

Xin anh（chị）vui lòng cởi quần áo dày（áo khoác ngoài）.

しん あいん（ち）ゔい ろん こい くあん あお じゃい（あお こあく ごあい）

タガログ語

Mangyari pong hubarin ang damit na makapal（jacket）.

まんやり ぽーん ふうばりん あんぐ だみっ な まかぱーる（じゃあけっ）

ポルトガル語

Por favor, tire as roupas grossas（jaquetas）.

ぽー ふぁゔぉー ちれ あす ほうぱす ぐろっさす（じゃけたす）

インドネシア語

Tolong lepas baju luaran Anda.

とろん れぱす ばじゅ るあらん あんだ

救急声がけ

（本人への質問）受付

診察室前

診察室（外来）

検査室（検査）

科別名称

入院

血圧

服の袖をまくって腕を前に出してください。

Please roll up your sleeves and put your arms forward.
ぷりーず ろーらっぷ ゆあ すりーぶず あんど ぷっちゅあ あーむず ふぉーわーど

请卷起衣服袖子将胳膊露出来。
ちん じうぇんち いーふう しゅうず じゃん げぶおう るー ちゅらい

소매를 걷어올린 후, 팔을 앞에 대주세요.
そめる ごっど おるりんふ ばる あべ でじゅせよ

Xin anh（chị）vui lòng xắn tay áo lên và đưa cánh tay của
しん あいん（ち）ぶい ろんぐ しゃーん てー あお れんー ばー どあ きゃん たい くあ
anh（chị）về phía trước.
あいん（ち）べー ふぃあ とゅろっ

Mangyaring iroll up ang iyong manggas at ilagay ang iyong
まんやーり いろーる あっぷ あん いよん まんがす あっ いらがい あん いよん
braso paharap.
ぶらっそ ばはらっぷ

Por favor, dobre a manga da roupa e coloque o braço à frente.
ぽー ふぁぅぉー, どぶれ あ まんが だ ほうば え こっろけ お ぶらっそ あ ふれんて

Tolong gulung lengan baju Anda dan letakkan tangan Anda
とろん ぐるん れんがん ばじゅ あんだ だん れたっかん たんがん あんだ
ke depan.
く でばん

日本語

カフを腕に巻きます。

英語

We will wrap the blood pressure cuff around your arm now.

うぃ うぃる らっぷ ざ ぶらっど ぷれっしゃー かふす あらうんど ゆあ あーむ なう

中国語

我要给胳膊绑上绑带。

うぉ やおう げい げぶおう ばんしゃん ばんだい

韓国語

혈압계용 커프스를 팔에 감겠습니다.

ひょっらぷげよん かっぷする ばれ がんげすんにだ

ベトナム語

Tôi sẽ buộc dây này quanh cánh tay của anh(chị).

とい せー ばおっく じゃい ない くぁん きゃん たい くあ あいん(ち)

タガログ語

I wrap ang cuff sa braso.

い らっぷ あん かっぷ さ ぶらっそ

ポルトガル語

Vou enrolar a braçadeira em seu braço.

ゔぉう えんほらー あ ぶらさでいら えん せう ぶらっそ

インドネシア語

Kami akan memasang manset tekanan darah pada lengan

かみ あかん むまさん まんせっ とぅかなん だら ばだ れんがん

Anda.

あんだ

血圧

日本語

腕が締め付けられる感じがします。

英語

Your arms may feel tight.

ゆあ あーむずめいふぃーる たいと

中国語

胳膊会感觉被勒紧。

げぶおう ふぇー ぐあんじうぇ べい れえいじん

韓国語

팔이 세게 조이는 느낌이 날겁니다.

ぱりせげ じょいぬん ぬきみ なるこんにだ

ベトナム語

Anh（chị）sẽ cảm thấy cánh tay mình bị bó chặt.

あいん（ち）せー かむ たい かい たいー みん びい ぼー ちゃっと

タガログ語

Pakiramdam ko ay humigpit ang aking mga braso.

ぱきらんだむ こ あい うみーひっぴっとぅ あん あーきん まが ぶらーっそ

ポルトガル語

Sentirá apertar o braço.

せんちらー あぺるたー お ぶらっそ

インドネシア語

Lengan Anda akan terasa tertekan.

れんがん あんだ あかん とぅらさ とぅるてかん

血圧

日本語

血圧は120/89mmHgです。

英語

Your blood pressure is 120 / 89mmHg.

ゆあ ぶらっど ぷれっしゃー いず 120 / 89mmHg

中国語

血圧为 120 / 89mmHg。

しうぇや うぇい 120 / 89mmHg

韓国語

혈압은 120/89mmHg 입니다.

ひょらぶん120 / 89mmHg いんにだ

ベトナム語

Huyết áp của anh（chị）là 120 / 89mmHg.

はいえっと あーぶー くあ あいん(ち) れー 120 / 89mmHg

タガログ語

Ang iyong presyon ng dugo ay 120 / 89mmHg.

あんぐ いよん ぷれっしょん なん どぅご あい 120 / 89mmHg

ポルトガル語

A pressão arterial é 120 / 89mmHg.

あ ぷれさうん あるてりあう え 120 / 89mmHg

インドネシア語

Tekanan darah Anda adalah 120 / 89mmHg.

とぅかなん だら あんだ あだら 120 / 89mmHg

救急声がけ

（本人への質問）

受付

診察室前

診察室（外来）

検査室（検査）

科別名称

入院

尿検査

日本語

トイレに行ってコップにこの線まで尿をとってください。

英語

Please go to the toilet and fill the cup to this line.

ぷりーず ごーとぅ ざ といれっと あんど ふぃる ざ かっぷ とぅ でぃす らいん

中国語

请去厕所取尿至杯子的这条线。

ちん ちう つえすうぉ ちう にゃおう ぢ べいず で じぇてぃやおう しぇん

韓国語

화장실에 가서 이 컵에 점선까지 소변을 받아주세요.

ふぁじゃんしれ がそ いこっぷえ じょむそんかじ そびょんぬる ばだじゅせよ

ベトナム語

Đi vào phòng vệ sinh và lấy nước tiểu vào cái ly.

でぃ ばお ふぉんぐ びー しん ばー れー なおっく てぃーう ばお かい らい

タガログ語

Pumunta sa banyo at dalhin ang ihi hanggang sa linyang

ぷむんた さ ばーんよ あっ だりひん あん いーひっ はんがん さ りーんやん

ito sa tasa.

いと さ たさ

ポルトガル語

Por favor, dirija-se ao banheiro e urine neste copo até a

ぽー ふぁ ゔょー、じりじゃせ あお ばんにぇいろ え うりね ねすて こーぽ あてー あ

altura desta linha.

あうとぅら ですた りにゃ

インドネシア語

Tolong pergi ke toilet dan simpan urin Anda di gelas ini

とろん ぷるぎ く といれっと だん しんぱん うりん あんだ でぃ ぐらす いに

sampai garis batas ini.

さんぱい がりす ばたす いに

日本語

最初^{さいしょ}の尿^{にょう}はとらないでください。

英語

Please collect the urine in mid-stream.

ぷりーず これくと ざ ゆーりん いん みっどすとりーむ

中国語

请不要取最开始的尿。

ちん ぷやおう ちう づうぇい かいし で にゃおう

韓国語

첫 소변은 받지 말아주세요.

ちょっそびょぬん ばっじまらじゅせよ

ベトナム語

Xin không lấy nước tiểu lúc mới đi tiểu tiện.

くしん くほんぐ れー なおっく てぃーうー るーく むわー だい てぃーうー といぇん

タガログ語

Huwag kunin ang unang ihi.

ふぅわっぐ くーにん あん うーなん いーひっ

ポルトガル語

Por favor, não colha o primeiro jato da urina.

ぽー ふぁヴぉー, なうん こーりゃ お ぷりめいろ じゃとー だ うりな

インドネシア語

Tolong jangan ambil urin yang pertama.

とろん じゃんがん あんびる うりん やん ぷるたま

尿検査

日本語

尿をとったらトイレの中の置き場所に置いてください。

英語

When you have finished taking the urine,
うぇん ゆはぶ ふぃにっしゅどぅ てーきんぐ ざ ゆーりん,

please put the cup in the designated place in the toilet.
ぷりーず ぷっと ざ かっぷ いん ざ でじぐねーてぃっど ぷーれす いんざ といれっと

中国語

取尿后请放在厕所的置物处。
ちう にゃおう ほう ちんふぁんざい つえすうぉ で じい うー ちう

韓国語

소변을 다 받으시면 화장실 안 지정된 곳에 놓아주세요.
そびょぬる だばどぅしみょん ふぁじゃんしらん じじょんどぇんこせ のあじゃせよ

ベトナム語

Sau khi lấy nước tiểu,
さう ぎ れーい なおっく てぃーうー,

xin anh(chị) vui lòng đặt vào một chỗ trong phòng vệ sinh.
しん あいん(ち) ぶーうい ろんぐ だっと ばお もっと ちょー とろんぐ ふぉんぐ ぴー しん

タガログ語

Kung mayroon kang ihi mangyaring ilagay ito sa banyo.
くん まいろおん かん いーひっ まんやーりん いーらがい いと さ ばーんよ

ポルトガル語

Por favor, depois de coletar a urina,
ぽー ふぁヴぉー, でぽいず で これたー あ うりな,

colocar em uma janelinha dentro do banheiro.
ころかー えん うま じゃねりんや でんとる ど ばんにぇいろ

インドネシア語

Setelah selesai mengambil urin,
せてら せれさい むんがんびる うりん,

letakkan di tempat yang telah disediakan di dalam toilet.
れたっかん でぃ てんぱっと やん てら でぃせでぃあかん でぃ だらん といれ

日本語

名前と生年月日を教えてください。

英語

Please tell us your name and your date of birth.

ぷりーず てらす ゆあ ねーむ あんど ゆあ でーと あぶ ばーす

中国語

请告诉我您的姓名和生日。

ちん がおす うぉ にんで しんみん へ しぇんりう

韓国語

성함과 생년월일을 알려주세요.

そんはむぐぁ せんにょんうぉりる あるりょじゅせよ

ベトナム語

Vui lòng cho tôi biết tên và ngày sinh của anh (chị).

びい ろんぐ ちょー とい ばいと てん ばー がいー しん くあ あいん(ち)

タガログ語

Mangyaring sabihin sa akin ang iyong pangalan at petsa

まんやーり さびーひん さ あーきん あん いよん ぱがーらん あっ ぺっつあ

ng kapanganakan.

なん かばがなーかん

ポルトガル語

Por favor, diga seu nome e data de nascimento.

ぽー ふぁ ゔぉー, じが せう のめ え だた で なしぃめんと

インドネシア語

Tolong beri tahu saya nama dan tanggal lahir Anda.

とろん べり たふ さや なま だん たんがる らひる あんだ

血液検査

日本語

腕（うで）を肘枕（ひじまくら）の上（うえ）に置（お）いてください。

英語

Please put your arm on the elbow pillow.

ぷりーず ぷっと ゆあ あーむ おん ざ えるぼーぴろー

中国語

请将胳膊放在垫枕的上面。

ちん じゃん げぶおう ふぁんざい でぃえん じぇん で しゃんみえん

韓国語

팔을 팔베개 위에 놓아주세요.

ぱるる ぱるべげ うぃえ のあじゅせよ

ベトナム語

Đặt cánh tay của anh(chị) trên gối khuỷu tay.

だっと きゃんふ たい くあ あいん(ち) とれん ごい くいうー たい

タガログ語

Ilagay ang iyon braso at ang siko ipatong sa unan.

いらがい あん いよん ぶらーっそ あっ あん しーこ いーぱーとん さ うーなん

ポルトガル語

Por favor, coloque o braço no travesseiro.

ぽー ふぁヴぉー, ころけ お ぶらっそ の とらヴぇせいろ

インドネシア語

Letakkan tangan Anda di atas siku.

れたっかん たんがん あんだ でぃ あたす しく

日本語

アルコールでアレルギーが出たことはありますか?

英語

Have you ever had an allergic reaction to alcohol during a
はびゅ えばー はっど あん あろーじっく りあくしょん とぅ あるこーる じゅーりんぐ あ

blood test?
ぶらっど てすと?

中国語

对酒精过敏过吗?
どぇー じゅうじん ぐぉーみん ぐぉー ま

韓国語

채혈시에 알코올 때문에 알러지 증상이 나타난 적 있으세요?
ちぇるるしえ あるこおる てむね あるろじ じゅんさんい なたなんじょく いっすせよ

ベトナム語

Anh(chị) đã bao giờ bị dị ứng với cồn?
あいん(ち) だー ばお じょ び じ うんぐ ぽい こん

タガログ語

Nagkaroon ka ba ng alerdyi sa alkohol?
なっかろおん か ば なん あーれるじ さ あるこほーる

ポルトガル語

Já teve alergia à alcool?
じゃー てゔぇ あれーじあ あ あうこう

インドネシア語

Apakah Anda pernah alergi terhadap alkohol?
あぱか あんだ ぷるな あれるぎ とぅるはだっぷ あるこほる

血液検査

日本語

バンドで腕を縛ります。
ばんど うで しば

英語

Let me apply pressure here.

れっみ あぷらい ぷれっしゃー ひあ

中国語

我要用压脉带绑住胳膊。

うぉ やおう よん やまいだい ばんじゅ げぶおう

韓国語

밴드로 팔을 묶겠습니다.

べんどろ ぱるる むっけっすんにだ

ベトナム語

Tôi sẽ buộc dây chun này vào cánh tay của anh（chị）.

とい せー ばおっく じゃい ちゅん ない ばお きゃん てー くあ あいん（ち）

タガログ語

Itali ang braso gamit ang isang banda.

いたり あんぐ ぶらっそ がみっ あん いさん ばあんだ

ポルトガル語

Vamos enfaixar o seu braço.

うぁもす えんふぁいしゃー お せう ぶらっそ

インドネシア語

Saya akan ikat tangan anda dengan karet.

さや あかん いかっと たんがん あんだ どぅんがん かれっと

日本語

親指を中にして軽く握ってください。

英語

Make a fist with your thumb inside and hold it lightly.

めいく あ ふぃすと うぃじゅお さんぷ いん あんど ほーるど いっと らいとりー

中国語

请将拇指收入里面轻轻握紧。

ちん じゃん むうじ しゅうりう りみいえん ちんちん うぉーじん

韓国語

주먹을 쥔채 가볍게 쥐어주세요.

じゅもぐる じんちぇ かびょぶげ じおじゅせよ

ベトナム語

Hãy nắm bàn tay vào ngón tay cái của anh(chị).

へい なむ ばん たい ゔぉお ごん たい かい くあ あいん(ち)

タガログ語

Hawakan ang iyon hinlalaki at itago nang gaan.

はわーかん あん いよん ひんららき あっ いたごー なん があん

ポルトガル語

Coloque o polegar dentro da mão e segure levemente.

ころけ お ぽれがー でんとる だ まうんえ せぐれ れゔぇめんて

インドネシア語

Genggam ibu jari anda dengan lembut.

げんがむ いぶ じゃり あんだ どぅんがん れんぶっと

救急声がけ

（本人への質問）受付

診察室前

診察室（外来）

検査室（検査）

科別名称

入院

血液検査

日本語

少しチクッとします。

すこ　ち　く　っ

英語

You may feel a small prick.

ゆ めい ふぃーる あ すもーる ぷりっく

中国語

会有些刺痛感。

ふぇー よう しぇー つうとんぐあん

韓国語

약간 따끔합니다.

やっかん たくまんにだ

ベトナム語

Anh（chị）sẽ cảm thấy hơi đau một chút.

あいん（ち）せー きゃむ てゃい ほい だう もっと ちゅっと

タガログ語

Medyo maykonteng sakit.

めーでぃよ まいこんてぃん さきっ

ポルトガル語

Sentirá uma leve picada.

せんちらー うま れゔぇ ぴかだ

インドネシア語

Ini akan terasa sedikit seperti kesemutan.

いに あかん とぅらさ すでぃきっと すぷるてぃ けせむたん

血液検査

手を開いて楽にしてください。

Open your hands and relax.

おーぷん ゆあ はんず あんど りらっくす

请张开手放轻松。

ちん じゃんかい しゅおう ふぁんちんつおん

손을 펴서 편히 하세요.

そぬる ぴょそ ぴょに はせよ

Mở bàn tay của anh (chị) và thả lỏng cho thật thoải mái.

もー ばん たい くあ あいん(ち) ばー たー ろんぐ ちょー ざっと ちょあいー まい

Buksan angiyong nga kamay at mas madali.

ぶっくさん あん いよん まがかまい あっ ます まだりっ

Abra a mão e relaxe por favor.

あぶら あ まうんえ へらしぇ ぽー ふぁゔぉー

Buka dan lemaskan tangan Anda.

ぶか だん れますかん たんがん あんだ

血液検査

日本語

出血が止まるまで、少し押さえておいてください。

英語

Please hold it down a little until bleeding stops.

ぷりーず ほーるど いっと だうん ありとぅ あんてぃーる ぶりでぃーんぐ すとっぷす

中国語

在出血停止之前请稍微按压住。

ざい ちゅしうぇ てぃんじ じちぇん ちん しゃおうううぇいあんやー じゅ

韓国語

출혈이 멈출 때 까지 가볍게 눌러주세요.

ちゅりょりもむちゅるてかじ がびょっげ ぬるろじゅせよ

ベトナム語

Vui lòng giữ cái bông này một lúc cho đến khi hết chảy máu.

びー ろんぐ じゅー かい ぽんぐ ない もっと るっく ちょー でん ぎー へっと しゃい まう

タガログ語

Diin ng daliri hanggang sa tumigil ang pagdurugo.

でぃいん なん だりーり はんがん さ とぅみーぎる あん ぱっぐどぅーるご

ポルトガル語

Por favor, aperte um pouco até que pare de sangrar.

ぽー ふぁぷぉー, あべるて うん ぽうこ あてー け ぱれ で さんぐらー

インドネシア語

Tolong tahan sedikit sampai pendarahan berhenti.

とろん たはん すでぃきっと さんぱい ぺんだらはん ぶるふんてぃ

心電図検査

日本語

心電図をとります。
※心電図を測ります。

英語

We will take your ECG.

うぃ うぃる ていく ゆあ いーしーじ

中国語

我们要为您拍心电图。

うぉめん やおう うぇいにん ぱい しんでぃえんてぃう

韓国語

심전도 검사를 하겠습니다.

しむじょんどごむさる はげっすんにだ

ベトナム語

※Tôi sẽ đo điện tâm đồ của anh (chị).

とい せー どー だいん たむ どー くあ あいん(ち)

タガログ語

※Sukatin ang ECG.

すかーてぃん あん いーしーじー

ポルトガル語

※Medirei o eletrocardiograma.

めじれい お えれとるかーでぃおぐらま

インドネシア語

Kami akan memeriksa kardiogram Anda.

かみ あかん むめりくさ かるでぃおぐらむ あんだ

救急声がけ

（本人への質問）受付

診察室前

診察室（外来）

検査室（検査）

科別名称

入院

心電図検査

日本語

電極を装着するので上半身を露出させてください。

英語

Please expose your upper body so that we can attach the
ぷりーず いくすぼーず ゆあ あっぱー ぼでぃー そざっと うぃ きゃん あたっち ざ

electrodes.
いれくとぅろーず

中国語

我们要为您安装电极请露出上半身。
うぉめん やおう うぇい にん あんじうぁん でぃえんじ ちん るちゅー しゃん ばん しぇん

韓国語

전극을 부착할테니 윗옷을 다 벗어주세요.
じょんぐくる ぶちゃかるてに うぃどする だぼそじゅせよ

ベトナム語

Hãy để lộ phần thân trên của anh(chị) vì tôi sẽ mặc các
はい でー ろー ふぁん たん とれん くあ あいん(ち) びといー せー まっく かっく

điện cực lên phần trên của anh(chị).
だいん くっく れん ふぁん とれん くあ あいん(ち)

タガログ語

Dahil nakakabit ang elektrod mangyaring ilantad ang itaas
だーひるなかかびっ あん えれっくとろ まんやーりん いらんたっどぅ あん いたあす

ng katawan.
なん かたわん

ポルトガル語

Por favor, exponha a parte superior do corpo para conectar
ぽー ふぁうぉー、えすぽんや あ ぱるて すぺりおー ど こるぽ ぱら こねくたー

o eletrodo.
お えれとるど

インドネシア語

Tolong buka baju bagian atas karena alat elektrokardiogram
とろん ぶか ばじゅ ばぎあん あたす かるな あらっと えれくとろかるでぃおぐらむ

(EKG) akan dipasang.
(えかげ) あかん でぃばさん

心電図検査

電極を貼ります。少し冷たいです。

We will attach the electrodes now. They are slightly cold.

うぃ うぃる あたっち ざ いれくとぅろーず なう. ぜいあ すらいとり こーるど

贴电极会有点凉。

てぃえ でぃえんじ ふぇい よう でぃえんりゃん

전극을 붙입니다. 조금 차갑습니다.

じょんぐぐる ぶっちんにだ. じょぐむ ちゃがっすんにだ

Tôi sẽ dán các điện cực lên. Anh (chị) sẽ thấy hơi lạnh chỗ

とい せー じゃん かっく だいん くっく れん. あいん(ち) せー てゃい ほい らんふ ちょー

tiếp xúc một chút.

たいえっぷ すっく もっと ちゅっと

Idikit ang elektrod medyo malamig.

いでぃーきっ あん えれっくとろ めっでぃお まらみっぐ

Colarei o eletrodo. É um pouco gelado.

ころかれい お えれとるど. えー うん ぽうこ じぇらーど

Saya akan pasang alat EKG ini. Anda akan merasa sedikit

さや あかん ぱさん あらっと えかげ いに. あんだ あかん むらさ すでぃきっ

dingin.

でぃんぎん

救急声かけ

受付（本人への質問）

診察室前

診察室（外来）

検査室（検査）

科別名称

入院

日本語

身体の力を抜いてリラックスしてください。

※リラックスしてください。

英語

Take it easy and relax.

ていきっいーじ あんど りらくす

中国語

请放松身体。

ちん ふぁんつおん しぇんてぃ

韓国語

몸에 힘을 빼고 릴렉스 해주세요.

もめひむるぺご りれっくす へじゅせよ

ベトナム語

※Anh（chị）hãy thư giãn.

あいん（ち）へい とゅ ざぁーん

タガログ語

※Mangyaring mag relaks.

まんやーり まっぐ りらっくす

ポルトガル語

※Relaxe, por favor.

へらしぇ, ぽー ふぁゔぉー

インドネシア語

Jangan merasa tegang.

じゃんがん むらさ てがん

心電図検査

日本語

そうちゃくぶい
装着部位をふきます。

英語

We will wipe the parts that were attached.

うぃ うぃる わいぷ ざ ぱーつ ざっうぉー あたっちどぅ

中国語

我们要为您擦一下安装部位。

うぉめん やおう うぇい にん つぁー いしゃー あんぢうあん ぶーうぇー

韓国語

부착부위를 닦겠습니다.

ぷちゃっぷいる だっけすんにだ

ベトナム語

Lau sạch vị trí dán các điện cực.

らう さっち ばい とらい じゃん かっく だいん かっく

タガログ語

Punasan ang bahagi ng kalakip.

ぷなーさん あん ばはーぎ なん からきっ

ポルトガル語

Limparei as partes coladas.

りんぱれい あす ぱるてす こらだす

インドネシア語

Saya akan bersihkan bagian ini.

さや あかん ぶるしかん ばぎあん いに

腹部エコー

救急声がけ

受付（本人への質問）

診察室前

診察室（外来）

検査室（検査）

科別名称

入院

日本語

腹部エコーをしますので、服をまくってください。

英語

Please roll up your clothes as we are going to use
ぷりーず ろーる あっぷ ゆあ くろーず あず うぃあ ごいんとぅ ゆーず

abdominal ultrasounds.
あぶどみなる うるとらそうんず

中国語

我们要为您做腹部 B 超请卷起衣服。
うぉめん やおう うぇいにん づぅお ふーぶー Bちゃおう ちん じゅえんち いーふう

韓国語

복부 초음파 검사를 하겠으니 옷을 걷어올려 주세요.
ぽくぶ ちょうんぱ ごむさる はげっすに おする ごどおるりょ じゅせよ

ベトナム語

Tôi sẽ siêu âm bụng của anh（chị）, hãy kéo áo lên trên
とい せー さいうー あむ ばんぐ くあ あいん（ち）, へい けーお あお れん とれん

phần bụng của anh（chị）.
ふぁん ばんぐ くあ あいん（ち）

タガログ語

Echo ng tiyan, kaya mangyari lang po na tupiin pataas ang
えこーなんてぃやん, かや まんやーり らん ぽ な とぅぴいん ぱーたあす あん

damit.
だみっ

ポルトガル語

Farei um eco abdominal, por favor, levante a roupa.
ふぁれい うん えこー あびどみなう, ぽー ふぁゔぉー, れゔぁんて あ ほうぱ

インドネシア語

Saya akan melakukan pemeriksaan echo pada perut
さや あかん むらくかん ぺめりくさあん えこ ぱだ ぺるっと

Anda. Tolong angkat baju Anda.
あんだ. とろん あんかっと ばじゅ あんだ

腹部エコー

日本語	ジェルをぬります。 じぇ　る

英語	We will apply some gel. うぃ うぃる あぷらい そむ じぇる

中国語	我们要为您涂上耦合剂。 うぉめん やおう うぇいにん てぃおしゃん おほうじ

韓国語	젤을 바르겠습니다. じぇるる ばるげっすんにだ

ベトナム語	Tôi sẽ bôi gel lên. とい せー ぼい じぇーる れん

タガログ語	Mag apply ng gel. まぐ あっぷらい なん じぇる

ポルトガル語	Passarei um gel. ぱされい うん じぇう

インドネシア語	Saya akan oleskan gel. さや あかん おれすかん じぇる

日本語

息を吸っておなかを膨らませてください。

英語

Please take a deep breath to inflate your stomach.

ぶりーず ていく あ でぃーぷ ぶれす とぅ いんふれーと ゆあ すとまく

中国語

请吸气使肚子膨胀。

ちん しーちー しー どぅず べあんじゃん

韓国語

숨을 들이마셔서 배를 부풀게 해주세요.

すむる どぅりましょそ べるる ぷぷるげ へじゅせよ

ベトナム語

Hãy hít vào và phồng bụng lên.

はい ひっと ばお ばー ふぉんぐ ばんぐ れん

タガログ語

Mangyaring huminga ng malalim at ilobo ang tiyan.

まんやりん ふみが なん まらりむ あっ いろぼ あん てぃやん

ポルトガル語

Respire fundo e infle sua barriga de ar.

へすぴれ ふんど え いんふれ すあ ばひが であーる

インドネシア語

Ambil napas dan kembungkan perut Anda.

あんびる なぱす だん けんぶんかん ぷるっと あんだ

日本語

楽に息をしてください。

（らく）（いき）

英語

Please take a comfortable deep breath.

ぷりーず ていく あ こんふぉたぶる でぃーぷ ぷれす

中国語

请放轻松呼吸。

ちん ふぁんすつおん ふーしー

韓国語

편하게 호흡하세요.

ぴょなげ ほふっはせよ

ベトナム語

Bây giờ thì thở ra.

べー じょおー ちー てょー れー

タガログ語

Mangyari po na huminga ng malalim na paghinga.

まんやり ぽ な ふみが なん まらりむ な ぱぐひが

ポルトガル語

Respire normalmente.

へすぴれ のるまーめんて

インドネシア語

Bernapas seperti biasa saja.

ぶるなばす すぺるてぃ びあさ さじゃ

救急声かけ	
〈本人への質問〉 受付	
診察室前	
診察室（外来）	
検査室（検査）	
科別名称	
入院	

腹部エコー

日本語

逆向きになっていただけますか?

英語

Could you lie on your back?

くどゅ らい おん ゆあ ばっく

中国語

可以请您转向背面吗?

けい ちん にん じゅえんしゃん べいみいえん ま

韓国語

반대방향으로 누워주세요?

ばんでばんひゃん うろぬうぉ じゅせよ

ベトナム語

Xin anh（chị） vui lòng nằm sấp và úp mặt xuống?

しん あいん（ち） ぶい ろんぐ なむ さっぷ ばー うっぷ まっと すおんぐ

タガログ語

Puwede bang bumaliktad?

ぷえーで ばん ぶまりっくたっどぅ

ポルトガル語

Por favor vire-se na posição contrária?

ぽー ふぁゔぉー ゔぃれーせ な ぽじさうん こんとらりあ

インドネシア語

Bisakah Anda berbaring telentang?

びさか あんだ ぶるばりん てれんたん

日本語

ジェルをふきとります。

英語

We will wipe off the jell.

うぃ うぃる わいぽふ ざ じぇる

中国語

我们要为您擦拭掉耦合剂。

うぉめん やおう うぇいにん つぁしーでぃやおう ほうじ

韓国語

젤을 닦겠습니다.

じぇるる だっけっすんにだ

ベトナム語

Tôi sẽ lau sạch gel.

とい せー らう さっち じぇーる

タガログ語

Linisin ang gel.

りにーさん あん じぇる

ポルトガル語

Limparei o gel.

りんぱれい お じぇう

インドネシア語

Saya akan bersihkan gelnya.

さや あかん ぶるしかん じぇるにゃ

救急声かけ

（本人への質問）受付

診察室前

診察室（外来）

検査室（検査）

科別名称

入院

X線検査（胸部）

日本語

検査着に着替えてください。

英語

Could you disrobe and put on the hospital gown?

くどゅ でぃすろーぶ あんど ぷっとんざ ほすぴたる がうん

中国語

请更换检查用服装。

ちん ぐぇん へうぁん じぇんちゃーよん ふーじうぁん

韓国語

검사복으로 갈아입어 주세요.

ごむさぼぐろ がらいぼ じゅせよ

ベトナム語

Vui lòng thay quần áo để kiểm tra.

ぅい ろんぐ たい くぉん あお でぃー きえん とらー

タガログ語

Mangyaring baguhin ang damit nang pang inspeksyon.

まんやーりん ばぐーひん あん だみっ なん ぱん いんすぺくしょん

ポルトガル語

Por favor, vestir a roupa de exame.

ぽー ふぁぅぉー, ぅぇすちー あ ほうぱ で えざめ

インドネシア語

Tolong ganti baju Anda dengan baju pemeriksaan.

とろん がんてぃ ばじゅ あんだ どぅんがん ばじゅ ぺめりくさあん

X線検査（胸部）

アクセサリーや時計などの金属類は外してください。

Please remove any metallic accessories.

ぷりーず りむーぶ えに めたりっく あくせさりーず

请脱下首饰和手表等金属物品。

ちん とうぉしゃー しゅーし へ しゅーびゃおう でん じんしう うーぴん

악세서리와 시계등의 금속류는 빼주세요.

あくせそりわ しげどぅんえ ぐんそくりゅぬん ぺじゅせよ

Vui lòng tháo bỏ các đồ dùng bằng kim loại trên cơ thể

うぃ ろんぐ てゃお ぼー かっく どー じゅんぐ ばんぐ きむ ろあい とれん こー てぇ

như phụ kiện và đồng hồ.

ぬ ふー きいえん ばー どんぐ ほー

Paki alis ang nga alahas.

ぱき ありす あん まが あーらーはす

Por favor, retirar os acessórios, relógios e tudo que seja

ぽー ふぁうぉー、へちらー おす あせそりおす、へろじお え とぅど け せじゃ

de metal.

で めたう

Tolong lepaskan bagian logam seperti aksesoris dan jam

とろん れぱすかん ばぎあん ろがむ すぺるてぃ あくせそりす だん じゃむ

tangan.

たんがん

救急声がけ

（本人への質問）　受付

診察室前

診察室（外来）

検査室（検査）

科別名称

入院

X線検査（胸部）

日本語

にん しん
妊娠はされていませんか?

英語

Aren't you pregnant?
あーんと ゆ ぷれぐなんとぅ

中国語

您没有怀孕吧?
にん めいよう ふあい いうん ば

韓国語

임신중이세요?
いむしんじゅん いせよ

ベトナム語

Anh（chị）có đang mang thai không?
あいん（ち）こー だんぐ まんぐ たい こんぐ

タガログ語

Nabutis kana ba?
なぶんてぃす かな ば

ポルトガル語

Está grávida?
えすたー ぐらゔぃだ

インドネシア語

Apakah Anda sedang hamil?
あぱか あんだ すだん はみる

X線検査（胸部）

胸^{むね}をつけてください。

胸をつけてください。

英語

Please stick your chest here.

ぷりーず すてぃっく ゆあ ちぇすと ひあ

中国語

请将胸部贴上去。

ちん じゃん しゅんぶー てぃえ しゃんちう

韓国語

가슴을 대주세요.

がすむる でじょせよ

ベトナム語

Vui lòng áp ngực của anh（chị）lên trên máy.

うぃ ろんぐ あっぷ ぐっく くあ あいん（ち）れん とれん めい

タガログ語

Ilagay ang iyon dibdib.

いらがい あん いよん でぃぶでぃぶ

ポルトガル語

Por favor, aproxime o peito no painel.

ぽー ふぁゔぉー, あぽろしめ お ぺいと の ぱいねう

インドネシア語

Posisikan dada Anda di sini.

ぽししかん だだ あんだ でぃしに

084

Ｘ線検査（胸部）

救急声がけ

（本人への質問）受付

診察室前

診察室（外来）

検査室（検査）

科別名称

入院

日本語

顎をのせて手でここをもってください。

英語

Please stick your chin here and hold on to this part.

ぷりーず すてぃきゅあ ちん ひあ あんど ほーるどん とぅ でぃす ぱーと

中国語

请将下巴放上去用手握住这里。

ちん じゃん しゃーば ふぁん しゃんちう よん しおう うぉーじゅ じぇーり

韓国語

턱을 올리고 손으로 여기를 잡아주세요.

とぐる おるりご そぬろ よぎる じゃばじゅせよ

ベトナム語

Đặt hàm của anh（chị）lên giá và giữ cho tay đặt vòng qua máy.

だっと はむ くあ あいん（ち）れん じゃあ ばー じゅー ちょー てい だっと ぼんぐ くゃう まい

タガログ語

Protektahan ang iyong sarili sa iyong baba dito.

ぷろてっくたはん あん いよん さりーり さ いよん ばば でぃと

ポルトガル語

Assente o queixo e segure aqui, por favor.

あせんて お けいしょ えー せぐれ あき, ぽー ふぁうぉー

インドネシア語

Letakkan dagu Anda di sini dan pegang bagian ini.

れたっかん だぐ あんだ でぃしに だん ぺがん ばぎあん いに

X線検査（胸部）

日本語

うご
動かないでください。

英語

Please do not move.

ぷりーず どぅなっと むーぶ

中国語

请不要动。

ちん ぶやおう どん

韓国語

움직이지 마세요.

うむじぎじ ませよ

ベトナム語

Xin vui lòng không di chuyển.

しん ゔぃ ろんぐ こん じい ちゅいえん

タガログ語

Huwag gagalaw.

ふぅわっぐ がーがらう

ポルトガル語

Por favor, não se mexa.

ぽー ふぁゔぉー, なうん せ めしゃ

インドネシア語

Tolong jangan bergerak.

とろん じゃんがん ぶるげらっく

救急声がけ

（本人への質問）受付

診察室前

診察室（外来）

検査室（検査）

科別名称

入院

X線検査（胸部）

日本語

大きく息を吸って、止めてください。

英語

Please take a deep breath and hold it.

ぷりーず ていく あ でぃーぷ ぶれす あんど ほーるど いっ

中国語

请深吸一口气后不要呼出。

ちん しぇんしー いー くおう ち ほう ぶやおう ふうちうー

韓国語

크게 숨을 들이쉬고, 멈춰주세요.

くげすむる どぅりしご, もむちょじゅせよ

ベトナム語

Anh（chị）hãy hít một hơi thật lớn và giữ hơi thở.

あいん（ち）へい ひっと もっと ほい てゃっと ろん ばー じゅー ほい てょー

タガログ語

Humimga ng malalim at huminto.

ほーみが なん まらーりむ あっ ほっみんと

ポルトガル語

Por favor, respire fundo e prenda a respiração.

ぽー ふぁうぉー, へすぴれ ふんど え ぷれんだ あ へすぴらさうん

インドネシア語

Tarik napas dalam-dalam dan tahan.

たりっく なぱす だらむ だらむ だん たはん

X線検査（胸部）

はい、楽にしてください。

Yes, relax.

いぇす，りらっくす

可以了，请放轻松。

けいれ，ちん ふぁんちんすおん

네, 편안히 계세요.

ね，ぴょなに げせよ

Vâng xong rồi, xin vui lòng thở ra một cách thoải mái.

ばん そんぐ ろい，しん ぶい ろんぐ てょ れー もっと かっち てょあい まい

Opo mangyari po relaks lang.

おーぽ まんやーり ぽ れらっくす らんぐ

Ok, relaxe por favor.

おけい，へらしぇ ぽー ふぁヴぉー

Baik, sudah selesai.

ばいっく，すだ すれさい

救急声かけ

（本人への質問）受付

診察室前

診察室（外来）

検査室（検査）

科別名称

入院

X 線検査（胸部）

日本語

横向きの撮影をしますので、こちらを向いてください。

英語

Please face here as we will take a photo horizontally now.

ぷりーず ふぇいす ひあ あず うぃ うぃる ていく あ ふぉーと ほりぞんたるり なう

中国語

我们要横向拍摄，请朝向这边。

うぉめん やおう へんしゃん ぱいしゃ、ちん ちゃおうしゃん じぇびいえん

韓国語

옆쪽을 촬영할테니, 이쪽을 봐주세요.

よぷちょぐる ちゃりょんはるてに、いちょぐる ぶぁじゅせよ

ベトナム語

Khi chúng tôi chụp mặt bên cạnh, xin vui lòng xoay người

ぎー ちゅんぐ とい ちゅっぷ まっと べん かん、しん ぶい ろんぐ そーいー ぐおい

sang.

さんぐ

タガログ語

Mangyari pong tumaligid dito dahil kukunan ito ng shoot.

まんやーりん ぽん とまーりぎっどぅ でぃと だーひる くくーなん いと なん しゅっつ

ポルトガル語

Tirarei uma foto na posição de lado, vire pra cá por favor.

ちられい うま ふぉと な ぽじさうん で らーど、ゔいれ ぱら かー ぼー ふぁゔぉー

インドネシア語

Tolong lihat ke arah sini karena Anda akan difoto dari

とろん りはっと く あらし しに かれな あんだ あかん でぃふぉと だり

samping.

さんぴん

胃透視検査

日本語

胃をふくらませるための発泡剤を飲んでください。

英語

Please take the foaming agents to inflate your stomach.

ぷりーず ていく ざ ふぉーみんぐ えーじぇんつ とぅ いんふれーと ゆあ すとまっく

中国語

请喝下使胃部膨胀的发泡剂。

ちん へいしゃ し うぇいぶ ぺあんじゃん で ふぁーぱおうじ

韓国語

위를 부풀게 하기 위해서 발포제를 마셔주세요.

ういる ぷぷるげ はぎうぃへそ ばるぽじぇる ましょじゅせよ

ベトナム語

Dùng chất tạo bọt để làm căng dạ dày của anh(chị).

じゅんぐ ちゃっと たう ぼっと でぃー らむ かんぐ じゃー じゃいー くあ あいん(ち)

タガログ語

Kumuha ng isang foaming ahente upang mapusok ang

くむは なん いさん ほーみん あへんて まぷそっく あんぐ

tiyan.

てぃやん

ポルトガル語

Por favor, tome esse agente espumante para inflar o

ぽー ふぁヴぉー, とめ えせ あじぇんて えすぷまんて ぱら いんふらー お

estômago.

えすとまご

インドネシア語

Untuk mengembungkan lambung Anda, silakan minum ini

うんとぅ むんげんぶんかん らんぶん あんだ, しらかん みぬむ いに

terlebih dahulu.

とぅれび だふる

救急声がけ

〈本人への質問〉受付

診察室前

診察室（外来）

検査室（検査）

科別名称

入院

胃透視検査

日本語

ゲップはがまんしてください。

英語

Please try not to burp.

ぷりーず とらい なっとぅ ばーぷ

中国語

请忍耐一下打嗝。

ちん いぇんない いーしゃ だーげ

韓国語

트림은 참아주세요.

とりむん ちゃまじゅせよ

ベトナム語

Xin vui lòng không ợ hơi và giữ hơi ở trong dạ dày.

しん びい ろんぐ こんぐ おー ほい ばー じゅー ほい おー とろんぐ じゃ じゃい

タガログ語

Pigilan ang pagdighay.

てぃぎーらん あん ぱっぐでぃぐはい

ポルトガル語

Por favor, tente não arrotar.

ぽー ふぁうぉー, てんて なうん あほたー

インドネシア語

Jangan sendawa dulu.

じゃんがん せんだわ どぅる

091

日本語

バリウムを一気に全部飲んでください。

英語

Please drink all the barium at once.

ぷりーず どりんく あーるざ ばりうむ あっと うぉんす

中国語

请一口气喝下钡剂。

ちん いー くおう ち へいしゃ べいじ

韓国語

바륨을 한번에 다 마셔주세요.

ばりゅむる はんぽね だましょじゅせよ

ベトナム語

Vui lòng uống tất cả barium cùng một lúc.

ういろんぐ うおんぐ たっと か べりうむ かんぐ もっと るっく

タガログ語

Mangyari po lang inumin lahat ang baryum nang isang

まんやーりん ぼ らん いのみん らはっと あん ばーりうむ なん いさん

inuman.

いぬーまん

ポルトガル語

Por favor, beba o bário de uma vez.

ぽー ふぁゔぉー, べば お ばーりお で うま べす

インドネシア語

Tolong habiskan barium ini dalam 1 kali minum.

とろん はびすかん ばりうむ いに だらむ さとぅ かり みぬむ

日本語

回転してうつぶせになってください。

英語

Please turn over and lie down facing down.

ぷりーず たーんおばー あんど らいだうん ふぇいしんぐ だうん

中国語

请翻身使脸朝下。

ちん ふぇんしぇん し りぇん ちゃおうしぃあ

韓国語

돌아서 엎드려 주세요.

どらそ おっぷどぅりょ じゅせよ

ベトナム語

Anh(chị) hãy xoay người qua lại và úp mặt xuống.

あいん(ち)へい そーあい んぐおい くあ らい ばー うっぷ まっと すおんぐ

タガログ語

Paikutin at humiga nang padapa.

ぱいくーてぃん あっ ふみが なん ぱだぱ

ポルトガル語

Por favor, vire e deite de bruços.

ぽー ふぁゔぉー, ゔいれ え でいて で ぶるそす

インドネシア語

Tolong balik badan Anda ke posisi tengkurap.

とろん ばりっ ばだん あんだ く ぽしし とぅんくらっぷ

救急声がけ

（本人への質問）受付

診察室前

診察室（外来）

検査室（検査）

科別名称

入院

日本語

回転して仰向けになってください。
（かいてん）（あおむ）

英語

Please turn over and lie down facing up.

ぷりーず たーんおばー あんど らいだうん ふぇいしんぐ あっぷ

中国語

请翻身使脸朝上。

ちん ふぇんしぇんし りぇん ちゃおうしゃん

韓国語

똑바로 누워주세요.

とっくばりょ ぬうぉじゅせよ

ベトナム語

Anh（chị）hãy xoay người và ngửa mặt lên.

あいん（ち）へい そーあいー ぐおい ばー ぐあ まっと れん

タガログ語

Paikutin at humiga nang patiyaya.

ぱいくーてぃん あっ ふみが なん ぱてぃやや

ポルトガル語

Por favor, vire e deite de costas.

ぽー ふぁうぉー，ゔぃれ え でいて で こすたす

インドネシア語

Tolong balik badan Anda ke posisi telentang.

とろん ばりっ ばだん あんだ く ぽしし てれんたん

日本語

下剤と水を多めにとってください。

げ ざい　みず　おお

英語

Please take a lot of laxative and water.

ぷりーず ていく あろっとぶ らくさてぃーぶ あんど うぉーたー

中国語

请多服用一些泻药和水。

ちん どぉ ふーよん いしぇー しぇーやおう へ しうぇー

韓国語

설사약과 물을 많이 마셔주세요.

そるさやっくぁ むるる まに ましょじゅせよ

ベトナム語

Vui lòng uống thêm thuốc nhuận tràng và nước.

ういろんぐ うおんぐ てむ てゅおっく ぬあん とらんぐ ばー なおっく

タガログ語

Kumuha ng maraming laxative at malaming tubig.

くむーは なん まらーみん らっくさてぃぶ あっ まらーみん とぅーびっぐ

ポルトガル語

Por favor, tome o laxante e muita água.

ぽー ふぁゔぉー, とめ おらしゃんて え むいた あぐあ

インドネシア語

Tolong minum obat diare dan air putih yang banyak.

とろん みぬむ おばと でぃあれ だん あいる ぷてぃ やん ばにゃ

日本語

下剤でバリウムが除去されます。
<small>げ ざい　　　　ば り う む　　　　　じょ きょ</small>

英語

The barium will be removed by diarrhea.
<small>ざ ばりうむ うぃるびー りむーぶど ばい だいやりやー</small>

中国語

通过腹泻可以排出钡剂。
<small>とんぐぉー ふーしぇ けい ぱいちうー ぺいじ</small>

韓国語

설사로 바륨이 제거됩니다.
<small>そるさろ ばりゅみ じぇごどぇんにだ</small>

ベトナム語

Thuốc nhuận tràng sẽ giúp thải Barium ra khỏi ruột khi đi
<small>てゅおっく んあん とらんぐ せー じゅっぷ たい べりうむ れー ごい るおっと ぎ ぢ</small>
vệ sinh.
<small>びー しん</small>

タガログ語

Ang baryun ay tinanggal sa pamamagitan ng pagtatae.
<small>あん ばりうむ あい てぃなんがる さ ぱままぎーたん なん ぱっぐたたーえ</small>

ポルトガル語

O bário será evacuado através da diarréia.
<small>お ばーりお せらー えゔぁくあど あとらべす だ じあへいや</small>

インドネシア語

Barium akan terbuang keluar saat diare.
<small>ばりうむ あかん とぅるぶあん くるある さあっと でぃあれ</small>

日本語	便は白いです。

英語

The color of the stool will be white.

ざ からー おぶざ すとぅーる うぃる び わいとぅ

中国語

大便呈白色。

だびえん ちぇん ばいせ

韓国語

변은 하얗습니다.

びょぬん はやっすんにだ

ベトナム語

Phân của anh(chị) sẽ chuyển sang màu trắng.

ふぁん くあ あいん(ち) せー ちゃいえん さんぐ もう とらんぐ

タガログ語

Puti po ba ang tae.

ぷてぃ ぽ ば あん たーえ

ポルトガル語

As fezes são brancas.

あす ふぇぜす さうん ぶらんかす

インドネシア語

Feses Anda akan berwarna putih.

ふぇせす あんだ あかん ぶるわるな ぷてぃ

救急声かけ

受付（本人への質問）

診察室前

診察室（外来）

検査室（検査）

科別名称

入院

日本語

同
意
書
に
サ
イ
ン
を
お
願
い
し
ま
す
。

同意書にサインをお願いします。

英語

Please sign your name on the letter of consent.

ぷりーず さいん ゆあ ねーむ おん ざ れった おぶ こんせんと

中国語

请在同意书上签名。

ちんざい とんいーしゅ しゃん ちぇんみん

韓国語

동의서에 사인 해주세요.

どんいそえ さいん へじゅせよ

ベトナム語

Vui lòng ký vào mẫu đồng ý chấp thuận.

うい ろんぐ き ばお もう どんぐ いー ちゃっぷ てゅあん

タガログ語

Pabor mangyari pong pirmahan ang form ng pahintulot.

ぱぽーる まんやーりん ぽん ぴーるまはん あん ふぉーるむ なん ぱひんとぅーろっとぅ

ポルトガル語

Por favor, assine o termo de consentimento.

ぽー ふぁぅぉー, あしね お てるも で こんせんちめんと

インドネシア語

Silakan tanda tangani formulir persetujuan.

しらかん たんだ たんがに ふぉるむりる ぷるせとぅじゅあん

CT 検査

日本語

金属類は外してください。
きん ぞく るい　　はず

英語

Please remove any metallic accessories.

ぷりーず りむーぶ えに めたりっく あくせさりーず

中国語

请脱下金属物品。

ちん とぉーしゃ じんしう うーぴん

韓国語

금속류는 빼주세요.

ぐむそんりゅぬん ぺじゅせよ

ベトナム語

Hãy để đồ vật bằng kim loại ra ngoài.

へい でぃー どー ばっと ばんぐ きむ ろあい れー ごぅぇえー

タガログ語

Paki alis ang lahat ng metal o alahas.

ぱき ありす あん らはっとぅ なん めたる お あらーはす

ポルトガル語

Retirar todo tipo de metal do corpo.

へちらー とど ちぽで めたう ど こるぽ

インドネシア語

Tolong lepaskan bagian logam.

とろん れぱすかん ばぎあん ろがむ

CT 検査

日本語

身体の位置を調整します。

英語

We will adjust your body position.

うぃ うぃる あどじゃすと ゆあ ぼでぃー ぽじしょん

中国語

我们要为您调整一下身体位置。

うぉめん やおう うぇい にん てゃおうじぇん いーしゃ しぇんてぃ うぇいじ

韓国語

몸 위치를 조정하겠습니다.

もむいちる じょじょん はげっすんにだ

ベトナム語

Tôi sẽ điều chỉnh vị trí cơ thể anh(chị).

とい せー だいうー ちん び ちいこ て あいん(ち)

タガログ語

Ayusin ang posisyon ng katawan.

あゆーしん あん ぽしっしょん なん かたわん

ポルトガル語

Ajustarei a posição do corpo.

あじゅすたれい あ ぼじさうん ど こるぼ

インドネシア語

Silakan atur posisi tubuh.

しらかん あとぅる ぽしし とぅぶ

CT 検査

日本語

造影剤のアレルギーはありませんか?
（ぞうえいざい　あれるぎー）

英語

Are you allergic to any contrast agents?

あゆ あらーじっく とぅ えに こんとらすと えーじぇんつ

中国語

对造影剂过敏过吗?

どぅえい ざおいんじ ぐぉーみん ぐぉー ま

韓国語

조영제 알러지를 가지고 계세요?

じょよんじぇ あるろじる がじごげせよ

ベトナム語

Anh (chị) có dị ứng với các chất cản quang không?

あいん（ち）こー じ うんぐ ぼい かっく ちゃっと かん くぉんぐ ごんぐ

タガログ語

May allergickaba sa mga mobeling kontrast agent?

まい あーれるじ かば さ まが もーでりん こんとらっす えいじぇんとぅ

ポルトガル語

Possui alergia de agente de contraste?

ぽすい あれーじあ で あじぇんて で こんとらすて

インドネシア語

Apakah Anda alergi terhadap bahan kontras radiografi?

あぱか あんだ あれるぎ とぅるはだっぷ ばはん こんとらす らでぃおぐらふぃ

CT 検査

けん　さ　ちゅう　　　　　からだ　　　　うご
検査中は身体を動かさないでください。

英語

You cannot move during the test.

ゆ きゃんのっ むーぶ じゅーりんぐ ざ てすと

中国語

检查中请不要移动身体。

じぇんちゃーじゅん ちん ぶやおう いーどん しぇんてぃ

韓国語

검사중에는 움직이지 마세요.

ごむさじゅんえぬん うんじぎじ ませよ

ベトナム語

Xin đừng cử động cơ thể của anh(chị) trong khi kiểm tra.

しん づんぐ くー どんぐ こー てぇー くあ あいん(ち) とろんぐ ぎー かいむ とらー

タガログ語

Habang chine cheack up huwag po gagalaw.

はーばん ちーねー ちぇっく あっぷ ふわっぐ ぽ がーがらう

ポルトガル語

Não se mexa durante o exame.

なうん せ めしゃ どぅらんて お えざめ

インドネシア語

Jangan gerakkan tubuh Anda selama pemeriksaan.

じゃんがん げらっかん とぅぶ あんだ すらま ぺめりくさあん

102

救急声がけ

（本人への質問）受付

診察室前

診察室（外来）

検査室（検査）

科別名称

入院

CT 検査

日本語

身体が熱く感じられることがありますが、
問題ありません。

英語

You may feel a little hot, but there is nothing wrong.

ゆめい ふぃーる ありっとる ほっ, ばっぜあ いず のっしんぐ ろんー

中国語

身体会有感到发热的情况，没关系。

しぇんてぃ ふぇい よう げんだおう ふぁいえ で ちんくあん, めいぐぁんし

韓国語

몸이 뜨거운 느낌을 받을 수는 있지만, 문제 없습니다.

もみ とぅごうん ぬきむる ばどぅるすん いっじまん, むんじぇ おっぷすんにだ

ベトナム語

Anh (chị) có thể cảm thấy cơ thể mình nóng lên nhưng

あいん (ち) こー てぇ かむ てゃい こー て みん のんぐ れん ぬんぐ

không có vấn đề gì.

ごんぐ こ ばん で じー

タガログ語

Mainit po ba ang iyong katawan, walang problema.

まいーにっ ぽ ば あん いよん かたわん, わらん ぷろぷれーま

ポルトガル語

Não há problema se sentir calor.

なうん あー ぷろぷれま せ せんちー かろー

インドネシア語

Tubuh Anda mungkin terasa panas, tetapi itu bukan

とぅぶ あんだ むんきん あかん てらさ ばなす, てたぴ いとぅ ぶかん

masalah.

まさら

日本語

検査後は水を十分にとってください。

英語

Please take a lot of water after the test.

ぷりーず ていか ろっと おぶ うぉーたー あふたー ざ てすと

中国語

检查后请摄取足够的水分。

じぇんちゃーほう ちん しぇちう ずうげおう で しゅえふん

韓国語

검사 후에는 물을 충분히 마셔주세요.

ごむさふえぬん むるる ちゅんぶに ましょじゅせよ

ベトナム語

Vui lòng uống đủ nước sau khi kiểm tra xong.

ぶい ろんぐ うおんぐ どぅー ぬおっく さう ぎー かいむ とらー そんぐ

タガログ語

Mangyaring bigyan ng sapat na tubig sa hapon.

まんやーりん びっぐやーん なんさばっとぅ な とぅびっぐ さ はーぽん

ポルトガル語

Por favor, depois do exame ingerir bastante água.

ぽー ふぁヴぉー, でぽいす ど えざめ, いんじぇりー ばすたんて あぐあ

インドネシア語

Minum air putih yang banyak setelah pemeriksaan.

みぬむ あいる ぷてぃ やん ばにゃく すてら ぺめりくさあん

救急声かけ

（本人への質問）受付

診察室前

診察室（外来）

検査室（検査）

科別名称

入院

MRI 検査

日本語

強い磁気が発生していますので、
金属類は持ち込めません。

英語

Strong magnetism is generated,
すとろんぐ まぐねてぃずむ いず じぇねれーてぃーど，

so metallic materials cannot be brought in.
そ めたりっく みてぃーりおるず きゃんのっ び ぶろーと いん

中国語

由于会产生强烈磁性，
よういう ふぇい ちぇんしょん ちゃんれい つしん，

所以不可以带入金属物品。
すぉうい ぶ けい だいいう じんしう うーぴん

韓国語

강한 자기장이 발생하고 있기 때문에,
かんはん じゃぎじゃんい ばるせんはご いっきてむね，

금속류는 가져오실 수 없습니다.
くんそんりゅぬん かじょおしるす おっぷすんにだ

ベトナム語

Anh (chị) không được phép mang đồ kim loại vào vì từ
あいん（ち）ごんぐ だおっく ふぇっぷ まんぐ どー きむ ろあえー ばお び― とぅー

tính rất mạnh.
てぃん らっと まん

タガログ語

Dahil sa malakas na magnetismo,
だーひる さ まらかす な まっぐねてぃすも，

bawal ang mga alahas.
ばーわる あん まが あらーはす

ポルトガル語

Devido ao forte magnetismo,
でゔぃど あお ふぉるて まぎねちすも，

não entre com nenhum tipo de metal.
なうん えんとれ こん ねんうん ちぽ で めたう

インドネシア語

Bahan logam tidak boleh dibawa masuk karena daya
ばはん ろがむ てぃだ ぽれ でぃばわ ます かれな だや

magnet yang besar.
まぐねっと やん べさる

日本語

狭いところは大丈夫ですか?

英語

Are you OK with the narrow spaces?
あーゆ おけい ういっ なろー すぺーしす

中国語

狭小的地方不要紧吧?
しゃーしゃおう で でぃふぁん ぷやおうじん ば

韓国語

좁은 곳이라도 괜찮으세요?
じょぶんこしらど ぐぇんちゃぬせよ

ベトナム語

Anh(chị) có sợ không gian hẹp không?
あいん(ち) こー そ ごんぐ じゃーん ぎゃっぷ きん こんぐ

タガログ語

Ayos lang po ba kahit makitid na lugar.
あよす らん ぽ ば かひっ まきてぃど な るがる

ポルトガル語

Tudo bem em espaços estreitos ou fechados?
つど べん えん えすぱそす えすてれいとす おう ふぇしゃどす

インドネシア語

Apakah Anda tidak ada masalah dengan tempat yang
あぱか あんだ てぃだ まさら どぅんがん てんぱっと やん

sempit?
すんぴっと

救急声がけ

（本人への質問）受付

診察室前

診察室（外来）

検査室（検査）

科別名称

入院

MRI 検査

日本語

検_{けん}査_さ時_じ間_{かん}は約_{やく}30分_{ぶん}かかり、動_{うご}けません。

英語

The scan will last for about half an hour, and you may not
ざ すきゃん うぃる らーすと ふぉ あばうと はーふあんあわー あんど ゆ めいのっ

move until it finishes.
むーぶ あんている いっと ふぃにっしす

中国語

检查时间大约要花费 30 分钟，不可以移动。
じぇんちゃー しじぇん だうぇ やおう ふあーふぇい さんし ふんじゅん，ぷ けい いどん

韓国語

검사시간은 약30분이고 움직일 수 없습니다.
ごむさしがぬん やくさんしっぷにご うむじぎる す おっぷすんにだ

ベトナム語

Thời gian chụp mất khoảng 30 phút và anh（chị）không
とい ざん ちゅっぷ まっと くおーんぐ ば むおい ふっと ば あいん（ち）こんぐ

được phép di chuyển.
だおっく ふぇっぷ じい ちゅえん

タガログ語

Aabutin ng tatlongpong minuto kaya di gagalaw.
ああぶーている なん たとぅろんぽん みぬーと かや でぃーがーがらう

ポルトガル語

O exame demora aproximadamente 30 minutos,
お えざめ でもら あぼろしだまだめんて とりんた みぬとす，

não se mova.
なうんせ もゔぁ

インドネシア語

Pemeriksaan akan memakan waktu 30 menit dan Anda
ぺめりくさあん あかん むまかん わくとぅ ているが ぶる めにっと だん あんだ

tidak boleh bergerak selama pemeriksaan.
ているだ ぼれ ぶるげらっく すらま ぺめりくさあん

日本語

器械の中は大きな音がします。

英語

You may hear a lound noise in the machine.

ゆ めい ひあ あ らうど のいず いんざ ましん

中国語

仪器会发出很大的声音。

いちー ふぇい ふぁちゅー へんだ で しぇんいん

韓国語

기계 안에는 큰 소리가 납니다.

ぎげあねぬん くんそりが なんにだ

ベトナム語

Anh (chị) sẽ nghe thấy tiếng ồn lớn trong máy.

あいん(ち) せー げ てゃいー たいんぐ おん ろん とろんぐ まい

タガログ語

Sa loob ay malakas tunog.

さ ろおっぷ あい まらかす とぅのっぐ

ポルトガル語

É barulhento dentro da máquina.

え ばるりぇんと でんとろ だ まきな

インドネシア語

Akan ada suara yang agak keras di dalam alat

あかん あだ すあら やん あが くらす でぃ だらむ あらっと

pemeriksaan.

ぺめりくさあん

108

MRI 検査

救急声がけ

日本語

何^{なに}かあったらこのボタンを押^おしてください。

英語

Please press this button if there is anything.

ぷりーず ぷれっす でぃす ぼとぅん いふ ぜあ いず えにしんぐ

中国語

如果有什么情况请按下这个按钮。

るうぐぉー よう しぇんめ ちんくあん ちん えんしゃ じぇーげ えんにゅー

韓国語

무슨일이 생기면 이 버튼을 눌러주세요.

むすにり せんぎみょん いぼとぅぬる ぬりょじゅせよ

ベトナム語

Vui lòng nhấn nút này nếu anh（chị）có vấn đề.

うい ろんぐ あん なっと ない ねう あいん（ち）こ ばん でぃー

タガログ語

Kung meron hinde ayos ay paki pindot ang boton.

くん めーろん ひんでぃー あーよっす あい ぱき ぴんどっとぅ あん ぶとん

ポルトガル語

Apertar o botão caso aconteça algo.

あぺるたー お ぽたうん かーぞ あこんてさ あうご

インドネシア語

Tolong tekan tombol ini jika terjadi sesuatu.

とろん とぅかん とんぼる いに じか とぅるじゃでぃ せすあとぅ

救急声がけ（本人への質問）受付 診察室前 診察室（外来）検査室（検査）科別名称 入院

Chapter 3

科別対応・入院・手術での
コミュニケーション

科別名称

各科

日本語	内科 ないか	外科 げか
英語	internal medicine いんたーなる めでぃしん	surgery さーじゃり
中国語	内科 ねいけ	外科 わいけ
韓国語	내과 ねぐぁ	외과 うぇぐぁ
ベトナム語	khoa nội くゎ のい	khoa ngoại くゎ ごあいー
タガログ語	internal medicine いんてーるなーる めでぃしん	klinika na nag oopera くりにか な なぐおおぺら
ポルトガル語	medicina interna めじしな いんてるな	cirurgia しるーじあ
インドネシア語	ilmu penyakit dalam いるむ ぷにゃきっ(と)だらむ	bedah べだ

日本語

総合診療科
（そう ごう しん りょう か）

救急科
（きゅうきゅう か）

英語

general medicine
じぇねらる めでぃしん

emergency
いまーじぇんしー

中国語

综合诊疗科
ずおんへいじぇんりゃおうけ

急救科
じーじゅうか

韓国語

종합진료과
じょんはっぷじんにょぐぁ

응급과
うんぐっぷぐぁ

ベトナム語

khoa khám bệnh tổng quát
くゎ かむ べん とんぐ くぁっと

khoa cấp cứu
くゎ かっぷ きゅー

タガログ語

pangkalahatang departa-
ぱぐからはたん でぱーるた
mento ng medikaru
めんと なん めでぃかる

kagawaran nang emergency
かがわーらん なん えめーるじぇんしー

ポルトガル語

medicina geral
めじしな じぇらう

emergência
えめるじぇんしあ

インドネシア語

kedokteran umum
けどくてらん うむむ

unit gawat darurat
うにっと がわっと だるらっと

救急声がけ
〔本人への質問〕受付
診察室前
診察室（外来）
検査室（検査）
科別名称
入院

日本語	**消化器科** しょう か き か	**循環器内科** じゅん かん き ない か
英語	gastroenterology がすとろえんてろろじー	cardiovascular medicine かでぃおばすきゅらー めでぃしん
中国語	消化科 しゃおうふぁけ	循环内科 しうんふぁんねいけ
韓国語	소화기과 そふぁぎぐぁ	순환기내과 すんふぁんぎねぐぁ
ベトナム語	khoa tiêu hóa くゎ てぃーうー ほーあ	khoa tim mạch くゎ てぃむ まっく
タガログ語	mngasakit na may kinalaman まが さきっ な まい きーなーらーまん sa gastroenteroology さ がっすとろ えんてろーろじ	cardiology かーるでぃおーろじ
ポルトガル語	gastroenterologia がすとろえんてろろじあ	cardiologia かるじおろじあ
インドネシア語	departemen gastroenterologi でぱるてめん がすとろえんてろろぎ	kardiologi かるでぃおろぎ

	心臓血管外科	脳神経外科
日本語	しんぞうけっかんげか	のうしんけいげか
英語	cardiovascular surgery かでぃおばすきゅら さーじゃりー	neurosurgery にゅーろさーじゃり
中国語	心血管外科 しんしうぇぐぇんわいけ	脑神经外科 なおしぇんじんわいけ
韓国語	심장혈관외과 しむじゃんひょるぐぁんうぇぐぁ	뇌신경외과 のぇしんぎょんうぇぐぁ
ベトナム語	khoa phẫu thuật tim mạch くゎ ふぉーう てゅあっと てぃむ まっく	khoa phẫu thuật thần kinh くゎ ふぉーう てゅあっと てゃん きん
タガログ語	operasyongkardio vaskular おぺらっしょん かーるでぃお ばすくらーる	neurosurgery kardio vaskular にゅーろそーるじぇりー かーるでぃお ばすくらーる
ポルトガル語	cirurgia cardiovascular しるーじあ かるじおゔぁすくらーる	neurocirurgia ねうろしるーじあ
インドネシア語	bedah kardiovaskular べだ かるでぃおふぁすくらる	bedah saraf べだ さらふ

日本語	**神経内科** しん けい ない か	**皮膚科** ひ ふ か
英語	neurology にゅーろろじー	dermatology だーまーとろじー
中国語	神経内科 しぇんじんねいけ	皮肤科 ぴふけ
韓国語	신경내과 しんぎょんねぐぁ	피부과 ぴぶぐぁ
ベトナム語	khoa thần kinh くゎ てゃん きん	khoa da liễu くゎ じゃー りえうー
タガログ語	neuolohiya によーろひやー	dermapiolohiya でーるまとろじー
ポルトガル語	neurologia ねうろろじあ	dermatologia でるまとろじあ
インドネシア語	neurologi ねうろろぎ	dermatologi でるまとろぎ

日本語

<ruby>呼吸器内科<rt>こきゅうきないか</rt></ruby>

<ruby>呼吸器外科<rt>こきゅうきげか</rt></ruby>

英語

respiratory medicine
れすぱいらとり めでぃしん

respiratory surgery
れすぱいらとり さーじゃりー

中国語

呼吸内科
ふうしーねいけ

呼吸外科
ふうしーわいけ

韓国語

호흡기내과
ほふっぎのぇぐぁ

호흡기외과
ほふっぷぎうぇぐぁ

ベトナム語

khoa hô hấp
くゎ ほー はっぷ

khoa ngoại hô hấp
くゎ ごあいー ほー はっぷ

タガログ語

gamutan sa paghinga
がむーたん さ ぱぐひが

operasyon sa paghinga
おぺらっしょん さ ぱぐひが

ポルトガル語

pneumologia clínica
ぴねうもろじあ くりにか

cirurgia pneumológica
しるーじあ ぴねうもろじか

インドネシア語

kedokteran respirasi
けどくてらん れすぴらし

bedah sistem pernapasan
べだ しすてむ ぺるなぱさん

救急声がけ

〔本人への質問〕 受付

診察室前

〔外来〕 診察室

検査室（検査）

科別名称

入院

	眼科 (がんか)	耳鼻咽喉科 (じびいんこうか)
日本語		
英語	ophthalmology おふさるもろじー	otolaryngology おーとらりんごろじー
中国語	眼科 いぇんけ	耳鼻喉科 あるびほうけ
韓国語	안과 あんぐぁ	이비인후과 いびいんふぐぁ
ベトナム語	khoa mắt くゎ まっと	khoa tai mūi họng くゎ たい むーいー ほんぐ
タガログ語	mga problema sa mata まが ぷろぶれーま さ また oththalmology（opthical） おーたーるもーろじー（おぶてぃかる）	otolaryngology おとらりーんごーろじー
ポルトガル語	oftalmologia おふぃたうもろじあ	otorrinolaringologia おとひのらりんごろじあ
インドネシア語	oftalmologi おふたるもろぎ	otolaringologi おとらりんごろぎ

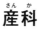

各科

	整形外科 (せいけいげか)	産科 (さんか)
日本語	**整形外科**	**産科**
英語	orthopedics おーそぺでぃっくす	obstetrics おぶすてとりっくす
中国語	整形外科 じぇんしんわいけ	产科 ちぇんけ
韓国語	정형외과 じょんひょんうぇぐぁ	산과 さんぐぁ
ベトナム語	khoa chình hình くゎ ちん ひん	khoa sản くゎ さん
タガログ語	orthopedics おーるとぺーでぃっく	obstetrics おーぷすぺとぅりっくす
ポルトガル語	ortopedia おるとぺじあ	obstretrícia おびすとれとりしあ
インドネシア語	ortopedi おるとぺでぃ	kebidanan けびだなん

救急声がけ

〔本人への質問〕受付

診察室前

診察室〔外来〕

検査室〔検査〕

科別名称

入院

日本語	婦人科 <small>ふ じん か</small>	泌尿器科 <small>ひ にょう き か</small>
英語	gynecology がいにころじー	urology ゆろーろじー
中国語	妇科 ふうけ	泌尿科 みいにゃおうけ
韓国語	부인과 ぷいんぐぁ	비뇨기과 ぴにょぎぐぁ
ベトナム語	khoa phụ くゎ ふー	khoa tiết niệu くゎ たいと ないうー
タガログ語	mga sakit na pang babae まが さきっな あん ばばーえ	urology（ang organ ng ihi） うーろろじー（あん おーるがん なん いーひ）
ポルトガル語	ginecologia じねころじあ	urologia うろろじあ
インドネシア語	ginekologi ぎねころぎ	urologi うろろぎ

	腎臓内科 <small>じん ぞう ない か</small>	麻酔科 <small>ま すい か</small>
日本語		

英語	nephrology ねふろろじー	anesthesiology あねせしおろじー

中国語	肾脏内科 しぇんざおんねいけ	麻醉科 まーづうぇーけ

韓国語	심장내과 しむじゃんねぐぁ	마취과 まちゅいぐぁ

ベトナム語	khoa thận くゎ たん	khoa gây mê くゎ げーい みー

タガログ語	gamutan sa bato がむーたん さ ばと	anistisya（anesthesiologist） あねすてぃっしゃ（あねすてぃっしょんろじー）

ポルトガル語	nefrologia ねふろろじあ	anestesiologia あねすてじおろじあ

インドネシア語	nefrologi ねふろろぎ	anestesiologi あなすてしおろぎ

救急声かけ

受付（本人への質問）

診察室前

診察室（外来）

検査室（検査）

科別名称

入院

各科

	乳腺外科	糖尿病・内分泌内科
日本語	乳腺外科 にゅうせんげか	糖尿病・内分泌内科 とうにょうびょう ないぶんぴつないか
英語	breast surgery ぶれすと さーじゃりー	diabetes・endocrinology だいあびーてぃーず・えんどくりのろじー
中国語	乳腺外科 にうしぇんわいけ	糖尿科・内分泌内科 とぉあんにゃおうけ ねいふんみーねいけ
韓国語	유선외과 ゆそんうぇぐぁ	당뇨병 및 내분비외과 だんにょびょん みっ ねぶんぴうぇぐぁ
ベトナム語	khoa phẫu thuật lồng ngực くゎ ふぉーう てゅあっと ろんぐ ぐっく	bệnh tiểu đường・khoa nội べん てぃーうー どぅーおんぐ・くゎ のい tiết てぃえっと
タガログ語	operasyon sa dibdib おぺらっしょん なん でぃでぃっぶ	diabites・metabolismo だやびーてぃす・めたぼりすも endocrinology えんどくりーのーろじー
ポルトガル語	cirurgia mamária しるーじあ ままりあ	diabetes・endocrinologia じあべてす・えんどくりのろじあ
インドネシア語	pembedahan payudara ぺむべだはん ぱゆだら	diabetes・endokrinologi でぃあべてす・えんどくりのろぎ

	精神科 <ruby>精<rt>せい</rt></ruby><ruby>神<rt>しん</rt></ruby><ruby>科<rt>か</rt></ruby>	小児科 <ruby>小<rt>しょう</rt></ruby><ruby>児<rt>に</rt></ruby><ruby>科<rt>か</rt></ruby>
英語	psychiatry さいかいあとりー	pediatrics ぴーでぃあとりっくす
中国語	精神科 じんしぇんけ	儿科 あーるけ
韓国語	정신과 じょんしんぐぁ	소아과 そあぐぁ
ベトナム語	khoa tâm thần くゎ たむ てゃん	khoa nhi くゎ にー
タガログ語	saki sa emosyon さきっ さ えもーしょん (saykayatris) さいかやとぅりす	mga pediatrics まが ぺでぃやーとりっくす
ポルトガル語	psiquiatria ぴしきあとりあ	pediatria ぺじあとりあ
インドネシア語	psikiatri しきあとり	pediatri ぺでぃあとり

日本語	<ruby>血<rt>けつ</rt></ruby><ruby>液<rt>えき</rt></ruby><ruby>内<rt>ない</rt></ruby><ruby>科<rt>か</rt></ruby> 血液内科	<ruby>感<rt>かん</rt></ruby><ruby>染<rt>せん</rt></ruby><ruby>症<rt>しょう</rt></ruby><ruby>内<rt>ない</rt></ruby><ruby>科<rt>か</rt></ruby> 感染症内科
英語	hematology ひーまとろじー	infectious diseases いんふぇくしょす でぃーじーじず
中国語	血液内科 しうぇいぇねいけ	感染内科 げんいやんねいけ
韓国語	혈액내과 ひょれっくねぐぁ	감염증내과 かんよんじゅんねぐぁ
ベトナム語	khoa huyết học くゎ はいえっと ほっく	khoa truyền nhiễm くゎ とらいえん にえむ
タガログ語	pagsusuri sa dugo ぱぐすすーり さ どぅご (hematolohiya) (えまとろひやー)	nakaka hawang sakit na なかか はーわん さきっ な panloob na gamutan ぱんろおっぶ な がむーたん
ポルトガル語	hematologia えまとろじあ	infectologia いんふぇきとろじあ
インドネシア語	hematologi へまとろぎ	penyakit menular ぷにゃきっ(と) めぬらる

日本語	リハビリテーション科	緩和ケア科
	りはびりてーしょんか	かんわけあか
英語	rehabilitation	palliative care
	りはびりてーしょん	ぱりあてぃぶ けあ
中国語	康复科	缓解护理科
	かんふーけ	ふぁんじぇーふーりけ
韓国語	재활의학과	완화치료과
	じゃふぁりはっぐぐぁ	うぁんふぁちりょぐぁ
ベトナム語	khoa phục hồi chức năng	khoa chăm sóc giảm nhẹ
	くゎ ふぁっく ほい ちゃっく なんぐ	くゎちゃむ そっく じゃむ ねー
タガログ語	kagawaran ng rehabilitation	kagawaran ng
	ぱがわーらん なん りはびりてーしょん	かがわーらん なん
		pangangalaga ng pantay
		ぱがーがらーが なん ぱんたい
ポルトガル語	reabilitação	cuidados paliativos
	へあびりたそん	くいだどす ぱりあちゅぉす
インドネシア語	rehabilitasi	perawatan paliatif
	れはびりたし	ぷらわたん ぱりあてぃふ

救急声がけ

受付（本人への質問）

診察室前

診察室（外来）

検査室（検査）

科別名称

入院

	放射線科 <small>ほう しゃ せん か</small>	病理科 <small>びょう り か</small>
日本語		
英語	radiology れーでぃおろじー	pathology ぱそろじー
中国語	放射科 ふぁんしぇーけ	病理科 びんりーけ
韓国語	방사선과 ばんさそんぐぁ	병리과 びょんりぐぁ
ベトナム語	khoa X quang くゎ えっくす くぉんぐ	khoa giải phẫu bệnh くゎ じゃーいー ふぉーう べん
タガログ語	radiology らーでぃおーろじー	patolohiya ぱとーろひや
ポルトガル語	radiologia はじおろじあ	patologia ぱとろじあ
インドネシア語	radiologi らでぃおろぎ	patologi ぱとろぎ

日本語	**歯科** (しか)	**受付** (うけつけ)
英語	dentistry でんてぃすとりー	reception りせぷしょん
中国語	牙科 いやけ	挂号处 ぐぁーはおちゅー
韓国語	치과 ちぐぁ	접수 じょぶす
ベトナム語	nha khoa にゃー くほー	lễ tân れー たん
タガログ語	dentistry でんてぃすとぅり	pagkaka tangap sa ospital ぱっぐかか たんがっ さ ほすぴたる
ポルトガル語	odontologia おどんとろじあ	recepção へせぴさうん
インドネシア語	kedokteran gigi けどくてらん ぎぎ	resepsionis れせぷしおにす

救急声がけ

〈本人への質問〉 受付

診察室前

診察室(外来)

検査室(検査)

科別名称

入院

日本語	待合室 まち あい しつ	診察室 しん さつ しつ
英語	waiting うぇーてぃんぐ	consultation こんさるてーしょん
中国語	候诊室 ほうじぇんし	门诊室 めんじぇんし
韓国語	대기실 でぎしる	진료실 じんりょしる
ベトナム語	phòng chờ ふぉんぐ ちょー	phòng khám bệnh ふぉんぐ かむ べん
タガログ語	hintayan na silid ひんたーやん な しりっどぅ	exam room えっくさんるーむ
ポルトガル語	sala de espera さら で えすぺら	sala de consulta さら で こんすーた
インドネシア語	ruang tunggu るあん とぅんぐ	ruang pemeriksaan るあん ぺめりくさあん

	検査室	採血室
日本語	けん さ しつ **検査室**	さい けつ しつ **採血室**
英語	examination いぐざみねーしょん	blood sampling ぶらっど さんぷりんぐ
中国語	检查室 じぇんちゃーし	采血室 つぁいしぇし
韓国語	검사실 ごむさしる	채혈실 ちぇひょるしる
ベトナム語	phòng xét nghiệm ふぉんぐ せっと ぎえむ	phòng lấy máu ふぉんぐ れい もう
タガログ語	pagsusuri na silid ぱっぐすすーり な せりーどぅ	silid ng koleksyon ng dugo せりっどぅ なん これくしょん なん どぅご
ポルトガル語	sala de exames さら で えざめす	sala de coleta de sangue さら で これた で さんげ
インドネシア語	laboratorium らぼらとりうむ	ruang pengambilan sampel るあん ぺんがんびらん さんぺる darah だら

日本語	とう せき しつ **透析室**	しゅうちゅう ち りょう しつ **集中治療室**
英語	dialysis だいありしす	intensive care unit いんてんしぶ けあ ゆにっ
中国語	透析室 とぉーしーし	集中治疗室 じじうぉんじりゃおうし
韓国語	투석실 とうそっくしる	집중치료실 じっぷじゅんちりょしる
ベトナム語	phòng lọc máu ふぉんぐ ろっく もう	đơn vị chăm sóc tích cực どん ゔぃ ちゃむ そっく てぃっち かっく
タガログ語	dialysis room だいありす るーむ	intensive care unit いんてんしぶ けーる ゆにっ
ポルトガル語	sala de diálise さら で じありぜ	unidade de terapia intensiva うにだで で てらびあ いんてんしうぁ
インドネシア語	ruang dialisis るあん でぃありしす	ruang perawatan intensif るあん ぷらわたん いんてんしふ

救急声がけ

（本人への質問）受付

診察室前

診察室（外来）

検査室（検査）

科別名称

入院

日本語	化学療法室 （かがくりょうほうしつ）	リハビリテーション室 （りはびりてーしょんしつ）
英語	chemotherapy きーもーせらぴー	rehabilitation りはびりてーしょん
中国語	化疗室 ふぁーりゃおうし	康复室 かんふーし
韓国語	화학요법실 ほぁはくよぼっぷしる	재활실 じぇふぁるしる
ベトナム語	phòng hóa trị liệu ふぉんぐ　ほーあ　とぅりりぇうー	phòng phục hồi chức năng ふぉんぐ ふぁっく ほい ちゃっく なんぐ
タガログ語	silid para sa chemotherapy しりっどぅ ぱら さ けもせらふぃー	rehabilitation room りはびりてーしょんるーむ
ポルトガル語	sala de quimioterapia さら で きみおてらぴあ	sala de reabilitação さら で へあびりたさうん
インドネシア語	ruang kemoterapi るあん けもてらび	ruang rehabilitasi るあん れはびりたし

日本語	ぶんべんしつ **分娩室**	なーすすてーしょん **ナースステーション**
英語	delivery でりばりー	nurse station なーす すてーしょん
中国語	分娩室 ふぇんみぃぇんし	护士站 ふうしーじゃん
韓国語	분만실 ぶんまんしる	간호사실 がんほさしる
ベトナム語	phòng đẻ ふぉんぐ でー	phòng điều dưỡng ふぉんぐ だいうー じゅおんぐ
タガログ語	paanakan delibery room ぱあなーかん でりーべりー るーむ	istasyon ng mga nurse いすたっしょん なん まが なーす
ポルトガル語	sala de parto さら で ぱると	posto de enfermagem ぽすと で えんふぇるまじぇん
インドネシア語	ruang bersalin るあん ぶるさりん	ruang perawat るあん ぷらわっと

場所

救急声がけ

（本人への質問）受付

診察室前

診察室（外来）

検査室（検査）

科別名称

入院

日本語	かい けい **会計**	やっ きょく **薬局**
英語	accounting あかうんてぃんぐ	pharmacy ふぁーましー
中国語	缴费处 じゃおうふぇいちゅー	药房 やおうふぁん
韓国語	회계 ほぇげ	약국 やっくく
ベトナム語	kế toán け とあん	nhà thuốc なー てゅおっく
タガログ語	bill out びーるあうと	parmasya ぱーるまっしゃー
ポルトガル語	contabilidade こんたびりだで	farmácia ふぁるましあ
インドネシア語	bagian akuntan ばぎあん あくんたん	apotek あぽてく

2 入院

入院手続き

日本語

入院についてご説明します。

英語

Let us explain about hospitalizations.

れったす いくすぷれーん あばうと ほすぴたらいぜーしょんず

中国語

向您说明一下住院的相关事项。

しゃんにん しうぉーみん いーしゃ じういぇん で しゃんぐぁん ししゃん

韓国語

입원에 대해서 설명해 드리겠습니다.

いぶぉんね でへそ そるみょんへどぉりげっすんにだ

ベトナム語

Tôi sẽ giải thích về việc nhập viện.

とい せー じゃーい ちっち べ ばいっく なっぷ びえん

タガログ語

Ipapaliwanng ang pag confine.

いぱーぱりーわなっぐ あん ぱぐ こんぱいん

ポルトガル語

Vou explicar sobre a internação.

ゔぉう えすぷりかー そぶれ あ いんてるなさうん

インドネシア語

Saya akan menjelaskan tentang rawat inap.

さや あかん むんじぇらすかん てんたん らわっと いなっぷ

入院手続き

日本語

病状や治療について医師から説明があります。

英語

The doctor will explain about your condiitions and
ざ どくたー うぃる いくすぷれーん あばうと ゆあ こんでぃしょんず あんど

treatments.
とりーとめんつ

中国語

有关病情和治疗医生会给我们解释。
ようぐぁん びんちん へ じりゃおう いしぇん ふぇー げい うぉめん じぇいし

韓国語

병상이나 치료에 대해 의사가 설명해 드립니다.
びょんさんいな ちりょえでへ いさが そるみょんへ どぅりむにだ

ベトナム語

Bác sĩ giải thích về tình trạng sức khỏe và điều trị.
ばっく しー じゃーい てぃっち べー てぃん とらんぐ さっく ぐおえ ばー だいうー とぅり

タガログ語

Karamdaman at kungpapaanu ang pag gamot ay
からんだーまん あっ くーんぱぱあーの あん ぱっぐがもっ あい

ipapaliwanag.
いぱーぱりわなっぐ

ポルトガル語

Haverá a explicação sobre o estado da doença e
あぅぇら あ えすぷりかさうん そぶれ おえすたど だ どえんさ え

tratamento pelo médico.
とらためんと ぺろ めじこ

インドネシア語

Dokter Anda akan menjelaskan kondisi dan perawatan
どくとる あんだ あかん むんじぇらすかん こんでぃし だん ぷらわたん

Anda.
あんだ

入院

135

日本語	**一緒に聞いてくださる方はいますか?**

英語	Do you have anyone who can listen to the explanations どぅゆ はぶ えにうぉん ふきゃん りすん とぅざ いくすぷれねーしょんず with you? うぃじゅ

中国語	有一起听的陪同者吗? よう いーち てぃん で ぺいとんじぇー ま

韓国語	동행인은 있습니까? どんへんいんうん いっすんにか

ベトナム語	Anh(chị) có ai cùng nghe bác sỹ tư vấn không? あいん(ち) こー あい かんぐ げ ばっく さい とぅー ばん ごんぐ

タガログ語	May kasama po ba kayo na makikinig? まい かさーま ぽ ば かよ な まきーきにっぐ

ポルトガル語	Tem alguém que poderá ouvir junto? てん あうげん け ぽでら おううぃる じゅんと

インドネシア語	Apakah ada yang bisa menemani Anda mendengarkan あぱか あだ やん びさ むねまに あんだ むんどぅんがるかん penjelasan ini? ぺんじぇらさん いに

日本語

個室のご希望はありますか?

英語

Would you prefer to use a private room?
うじゅ ぷりふぁー とぅ ゆーず あ ぷらいべーと るーむ

中国語

有住单人病房的要求吗?
よう じゅー でぇんれぇん びんふぁん で やおうちゅー ま

韓国語

1인실을 희망하세요?
いりんしるる ひまんはせよ

ベトナム語

Anh(chị) có yêu cầu nằm phòng riêng không?
あいん(ち) こー いぇうー かう なむ ふぉんぐ らいんぐ ごんぐ

タガログ語

Kayo po ba ay may kahilingan na gumamit ng pribadong
かよ ぽ ば あい まい かひりがん な ぐまみっ なん ぷりばどん
silid.
しりっ

ポルトガル語

Deseja quarto particular?
でせじゃ くあると ぱーちくらー

インドネシア語

Apakah Anda memiliki permintaan untuk kamar pribadi?
あぱか あんだ めみりき ぷるみんたあん うんとぅ かまる ぷりばでぃ

日本語

身元保証人を教えてください。

みもと ほ しょうにん おし

英語

Please tell us who your guarantor is.

ぷりーず てらす ふゅあ ぎゃらんとー いず

中国語

请告诉我您的身份保证人。

ちん がおすう うぉ にんで しぇんふぇん ばおうじぇんれぇん

韓国語

신원보증인을 알려주세요.

しぬぉんぽじゅんいんうる あるりょじゅせよ

ベトナム語

Hãy cho tôi biết người bảo lãnh của anh（chị）.

はーい ちょー とい ばいと ぐうおい ばう らん くあ あいん（ち）

タガログ語

Mangyari po pakisabi sa akin ang iyong taong gagarantiya.

まんやり ぽ ぱきさび さ あきん あんぐ いよん たおん ががらんてぃや

ポルトガル語

Por favor, diga-me quem é o seu avalista?

ぽー ふぁるゔぉー, ぢがめ けん え お せう あるゔぁりすた

インドネシア語

Siapa yang bertanggung jawab atas Anda?

しあぱ やん ぶるたんぐん じゃわっぷ あたす あんだ

入院

日本語

気分はいかがですか?

英語

How do you feel?
はう どぅゆ ふぃーる

中国語

感觉怎么样?
げん じうぇー ぜんめやん

韓国語

몸 상태는 어떠세요?
もむさんてぬん おとせよ

ベトナム語

Anh(chị) cảm thấy thế nào?
あいん(ち) かむ てゃいて なお

タガログ語

Kumsuta po ang pakiramdam?
くむすた ぽ あん ぱきーらむだむ

ポルトガル語

Como se sente?
こも せ せんて

インドネシア語

Bagaimana perasaan Anda?
ばがいまな ぺらさあん あんだ

日本語

よく眠れましたか?

英語

Were you able to sleep well?

うぉーゆ えーぶる とぅ すりーぷ うぇる

中国語

睡得好吗?

しうぇー で はお ま

韓国語

잘 주무셨어요?

じゃる じゅむしょっそよ

ベトナム語

Anh(chị) ngủ ngon không?

あいん(ち) ぐー ごん ごんぐ

タガログ語

Nkatulog po ba kayo?

なかとぅろっぐ ぽ ば かよ

ポルトガル語

Dormiu bem?

どるみう べん

インドネシア語

Apakah Anda bisa tidur dengan nyenyak?

あぱか あんだ びさ てぃどぅる どぅんがん にぇにゃっ(く)

日本語

<ruby>排便<rt>はい べん</rt></ruby>はありましたか?
<ruby>何回<rt>なん かい</rt></ruby>ありましたか?

英語

Did you defecate?
でぃでゅ でぇふぃけーとぅ

How many times?
はう めに たいむず

中国語

排便过了吗?
ぱいべん ぐぉー れ ま

排了几次?
ぱいれ じー つー

韓国語

배변은 하셨어요?
べびょぬん はっしょそよ

몇번 하셨어요?
みょっぽん はっしょそよ

ベトナム語

Anh(chị) có bị đi ngoài không?
あいん(ち) こー び だい ごあい ごんぐ

Anh(chị) đã đi bao nhiêu lần?
あいん(ち) だー だい ばう にえうー らん

タガログ語

Nakatae po ba kayo?
なかたーえ ぽ ば かよ

Ilang beses po?
いらん べーせす ぽ

ポルトガル語

Evacuou?
えゔぁくおう

Quantas vezes?
くあんたす ゔぇぜす

インドネシア語

Apakah Anda buang air besar?
あぱか あんだ ぶあん あいる ぶさる

Berapa kali?
ぶらぱ かり

救急声がけ

受付（本人への質問）

診察室前

診察室（外来）

検査室（検査）

科別名称

入院

入院

日本語

はい にょう
排尿はありましたか?
なん かい
何回ありましたか?

英語

Did you urinate?
でぃでゅ ゆりねーと

How many times?
はう めに たいむず

中国語

排尿过了吗?
ぱいにゃおう ぐぉー れ ま

排了几次?
ぱいれ じー つー

韓国語

배뇨는 하셨어요?
べにょぬん はっしょそよ

몇번 하셨어요?
みょっぽん はっしょそよ

ベトナム語

Anh(chị) có bị đi tiểu dắt không?
あいん(ち) こ び だい てぃーうー らっと ごんぐ

Anh(chị) đã đi bao nhiêu lần?
あいん(ち) だー でぃ ばう にえうー らん

タガログ語

Nakaihi po ba kayo?
なかいーひ ぽ ば かよ

Ilang beses po?
いらん べーせす ぽ

ポルトガル語

Urinou?
うりのう

Quantas vezes?
くあんたす ゔぇぜす

インドネシア語

Apakah Anda buang air kecil?
あぱか あんだ ぶあん あいる くちる

Berapa kali?
ぶらぱ かり

142

救急声かけ

受付（本人への質問）

診察室前

診察室（外来）

検査室（検査）

科別名称

入院

日本語

食事時間は〇時です。

英語

The meal will be served at 〇.

ざ みーる うぃる びー さーぶどぅ あっと 〇

中国語

用餐时间是〇点。

よん つぁん し じぇん し 〇 でぇん

韓国語

식사시간은 〇시 입니다.

しくさしがぬん 〇し いんにだ

ベトナム語

Bữa ăn sẽ được phục vụ lúc 〇 giờ.

びゅーあー あん せー だおっく ふぁっく ぶー るーく 〇 じょ

タガログ語

Ang oras ng pagkain ay 〇.

あんぐ おーらす なん ぱっぐかーいん あい 〇

ポルトガル語

O horário da alimentação é as 〇 horas.

お おらりお で ありめんたさうん え あす 〇 おらす

インドネシア語

Makanan akan diantar pada pukul 〇.

まかなん あかん でぃあんたる ぱだ ぷくる 〇

日本語

食事はどれくらい食べられましたか?
※食事は食べられましたか?

英語

How much were you able to eat?
はう まっち うぉーゆ えーぶる とぅ いーっ

中国語

用餐时大约吃了多少?
よん つぁん し だうぇ ち れ どぉーしゃおう

韓国語

식사는 어느정도 드셨어요?
しくさぬん おぬじょんど どぅしょっそよ

ベトナム語

※Anh（chị）đã ăn gì chưa?
あいん（ち）だー あん じい ちゅあー

タガログ語

※Nakain nyo po ba ang pag kain?
なかいーん にょ ぽ ば あん ぱっかーいん

ポルトガル語

※Comeu a refeição?
こめう あ へふぇいさうん

インドネシア語

Seberapa banyak Anda makan?
せぶらぱ ばにゃく あんだ まかん

日本語

起床時間は○時で、就寝時間は○時です。

英語

You will wake up at ○ , and the lights out is at ○ .

ゆ ういる うぇーく あっぷ あっと ○, あんど ざ らいつあうと いず あっと ○

中国語

起床时间是○点，睡觉时间是○点。

ちちわん しじぇん し○でぇん, しうぇーじゃおう しじぇん し○でぇん

韓国語

기상시간은 ○시고 취침시간은 ○입니다.

ぎさんしがぬん○しご ちちむしがぬん○いんにだ

ベトナム語

Thời gian thức dậy là ○ và giờ ngủ là ○ .

とい ざん てゅっく じゃい れー ばー じょ ぐー れー

タガログ語

Oras ng gising ○ , oras ng pagtulog ○ po.

おーらす なん ぎーしん ○, おーらす なん ぱっぐとぅーろっぐ ○ ぽ

ポルトガル語

Hora de acordar as ○ horas e hora de dormir as ○ horas.

おら で あこるだー あす ○ おらす え おら で どるみー あす ○ おらす

インドネシア語

Waktu bangun tidur adalah ○ dan waktu tidur adalah ○ .

わくとぅ ばんぐん てぃどぅる あだら ○ だん わくとぅ てぃどぅる あだら ○

日本語

宗教上で食事の制限はありますか?
しゅうきょうじょう　しょく じ　　せい げん

英語

Do you have religious dietary restrictions?

どぅ ゆ はぶ りりじゃす だいあとりー りすとりっくしょんず

中国語

宗教上有饮食限制吗?

ずおんじゃおう しゃん よう いんし しぇんじ ま

韓国語

종교를 이유로 한 식사제한이 있나요?

じょんぎょるる いゆろはん しくさじぇはに いんなよ

ベトナム語

Anh(chị) có kiêng loại thức ăn hay thực phẩm do tôn giáo

あいん(ち) しーおー かいんぐ ろえー さっく あん へー さっく ふぁむ どー とん ぎあお

của anh(chị) không?

くあ あいん(ち) くほんぐ

タガログ語

Relehiyon, meron po ba limitasyon sa pagkain?

れりひよん, めーろん ぽ ば りみったっしょん さ ぱっぐかーいん

ポルトガル語

Tem restrição alimentar por motivos religiosos?

てん へすとりさうん ありめんたー ぼる もちヴぉす へりじおぞす

インドネシア語

Apakah ada pantangan makanan di agama Anda?

あぱか あだ ぱんたんがん まかなん でぃ あがま あんだ

入院

日本語

暑^{あつ}くないですか?

英語

Is it not too hot?
いじっと なっとぅ ほっ

中国語

不热吗?
ぶー ら ま

韓国語

덥지 않으세요?
どっぷじ あぬせよ

ベトナム語

Anh(chị) có cảm thấy nóng?
あいん(ち) こー かむ てゃい のんぐ

タガログ語

Hinde po ba mainit?
ひんでぃ ぽ ば まいーにっ

ポルトガル語

Não está quente?
なうん えすた けんて

インドネシア語

Apakah Anda tidak merasa panas?
あぱか あんだ てぃだ むらさ ばなす

救急声がけ

〔本人への質問〕受付

診察室前

診察室(外来)

検査室(検査)

科別名称

入院

日本語

寒くないですか?

英語

Is it not too cold?

いじっと なっとぅ こーるど

中国語

不冷吗?

ぶー れん ま

韓国語

춥지 않으세요?

ちゅっぷじ あぬせよ

ベトナム語

Anh（chị）có cảm thấy lạnh không?

あいん（ち）こー かむ てゃい らん こんぐ

タガログ語

Hinde po ba kayo nilalamig?

ひんでぃ ぽ ば かよ にらーらみっぐ

ポルトガル語

Não está frio?

なうん えすた ふりお

インドネシア語

Apakah Anda tidak merasa dingin?

あぱか あんだ てぃだ むらさ でぃんぎん

入院

日本語

わからないことがあれば、なんでも聞いてください。

英語

Please feel free to ask questions if you have any.

ぷりーず ふぃーる ふりー とぅ あすく えに くぇすちょーんず いふゅ はぶ えに

中国語

如果有不明白的地方请尽管问。

るう ぐぉー よう ぶーみんばい で でぃーふぁん ちん じんぐぁん うぇん

韓国語

이해 안되는게 있다면 뭐든지 알려주세요.

いへ あんどぇ ぬんげ いっ だみょん もどぅんじ あるりょじゅせよ

ベトナム語

Hãy hỏi bất cứ điều gì mà anh (chị) không hiểu.

へい ほい ばっと くー だいうー じ まー あいん(ち) こんぐ はいうー

タガログ語

Pag may katanungan, huwag mahiyang magtanong.

ぱっぐ まい かたぬーがん，まっぐ たのーん

ポルトガル語

Em caso de dúvidas, favor perguntar.

えん かーぞ で どぅゔぃだす，ふぁゔぉー ぺるぐんたー

インドネシア語

Jika Anda memiliki pertanyaan, tanyakan kepada saya

じか あんだ めみりき ぷるたにゃあん，たにゃかん けばだ さや

apa saja.

あぱ さじゃ

日本語

お困りのことはないですか?

英語

Is everything OK?

いず えぶりしんぐ おけー

中国語

有什么困难吗?

よう しぇんめ くうぇんなん ま

韓国語

지금 곤란한 것은 없나요?

じぐむ ごるらんはんごすん おっぷなよ

ベトナム語

Anh(chị) có gặp vấn đề gì không?

あいん(ち) こー ぎゃっぷ ばん でぃー じーい ごんぐ

タガログ語

Mayroon ba kayong anumang mga problema.

まいろおん ば かよん あぬまあん まが ぷろぶれーま

ポルトガル語

Tem algum problema?

てん あうぐん ぷろぶれま?

インドネシア語

Apakah Anda mempunyai masalah?

あぱか あんだ むんぷにゃい まさら

日本語

御用の際はナースコールを押してください。

英語

Please press the "nurse call" if necessary.

ぷりーず ぷれっす ざ "なーすこーる" いふ ねっせせりー

中国語

有事时，请按一下护士铃。

ようししー，ちん えん いーしゃ ふーしりん

韓国語

필요하실 때는 "간호사 콜" 을 눌러주세요.

ぴりょはしるてぬん "がんほさころ" うる ぬるろじゅせよ

ベトナム語

Nếu anh(chị) có bất cứ vấn đề gì, xin vui lòng nhấn nút gọi

のい あいん(ち) こ ばっと く で じい, しん びい ろんぐ あん なっと ごい

y tá.

いー たー

タガログ語

Kung may katanungan mag tanung lang po sa nurse call.

くん まい かたぬーがん まっぐのん らん ぽ さ なーるすこーる

ポルトガル語

Caso aconteça algo, aperte o botão para chamar a

かーぞ あこんてさ あうご, あべるて お おぼたうん ぱら しゃまー あ

enfermeira.

えんふぇるめいら

インドネシア語

Tekan tombol panggilan perawat jika Anda membutuhkan

てかん とんぼる ぱんぎらん ぷらわっと じか あんだ むんぶとぅかん

sesuatu.

せすあとぅ

日本語

めん かい じ かん
面会時間は○時から○時です。

英語

The visiting hours are from ○ to ○ .

ざ びじてぃんぐ あーわーず あー ふろむ ○ とぅ ○

中国語

会见时间是从○点到○点。

ふぇーじぇん しじぇん し つぉん○でぇん だおう○でぇん

韓国語

면회시간은 ○시부터 ○시까지 입니다.

みょねしがぬん ○しぶと ○しかじ いんにだ

ベトナム語

Thời gian thăm nuôi là từ ○ giờ đến ○ giờ.

とい じゃん ろうよい ぬおい れー とぅ ○ じょ でん ○ じょ

タガログ語

Ang oras ng pagbisita ay simula ○ hanggang ○ .

あん おーらす なん ぱぐびした あい しむら ○ はんがん ○

ポルトガル語

O horário de visitas é de ○ horas às ○ horas.

お おらりお で づぃじたす え で ○ おらす あ ○ おらす

インドネシア語

Jam kunjungan dimulai pada pukul ○ hingga pukul ○ .

じゃむ くんじゅんがん でぃむらい ぱだ ぷくる ○ ひんっが ぷくる ○

日本語

インフルエンザ流行時は面会制限する場合があります。

英語

Visiting hours may be restricted during influenza seasons.

びじてぃんぐ あーわーず めいびり りすとりっくてぃど じゅーりんぐ いんふるえんざ しーずんず

中国語

当流感来临的时候，我们会限制探望。

だん りゅーげん らいりん で しほう，うぉめん ふぇー しぇんじ てぇんわん

韓国語

독감 유행시에는 면회를 제한하는 경우가 있습니다.

どっかむ ゆへんしえぬん みょねるる じぇはなぬん きょんうが いっすんにだ

ベトナム語

Việc thăm nuôi có thể bị hạn chế trong thời gian có dịch

ばいく たむ なおい こー てぇ び はん ちぇ とろん てょい じゃん ご じゃっくぐ

cúm mùa.

くむあ むあ

タガログ語

Ang mga oras ng pagbisita ay maaaring limi tahan sa

あん まが おーらす なん ぱぐびした あい まああありん りみ たはん さ

panahon ng trangkaso.

ぱなほん なん とぅらんかそ

ポルトガル語

As visitas poderão ser restritas em casos de epidemia de

あす ゔぃじたす ぽでらうん せー へすとりたす えん かぞ で えぴでみあ で

influenza.

いんふるえんざ

インドネシア語

Kunjungan mungkin dibatasi selama musim influenza.

くんじゅんがん むんきん でぃばたし すらま むしむ いんふるえんざ

救急声かけ

受付（本人への質問）

診察室前

診察室（外来）

検査室（検査）

科別名称

入院

日本語

せい か も こ
生花の持ち込みはできません。

英語

Bringing flowers from outside is forbidden.

ぶりんいんぐ ふらわーず ふろむ あうとさいど いず ふぉびぅん

中国語

不可带入鲜花。

ぶーけ だいいう しぇんふぁー

韓国語

생화는 가져오실 수 없습니다.

せんふぁぬん かじょおしるす おっぷすんにだ

ベトナム語

Anh（chị）không được mang hoa tươi vào phòng.

あいん（ち）こんぐ どぅおっく まんぐ ほーあ とぅおい ゔぁお ふぉんぐ

タガログ語

Ang pagdadala ng mga bulaklak galing sa labas ay

あん ぱぐだだら なん まが ぶらくらく がりん さ らばす あい

ipinagbabawal.

いぴなぐばばわる

ポルトガル語

Não é permitido trazer flores e plantas vivas.

なうん え ぺるみちど とらぜー ふろれすえ ぷらんたす ゔぃゔぁす

インドネシア語

Anda tidak boleh membawa bunga.

あんだ てぃだ ぼれ むんばわ ぶんが

154

日本語

<ruby>転<rt>てん</rt></ruby><ruby>倒<rt>とう</rt></ruby><ruby>予<rt>よ</rt></ruby><ruby>防<rt>ぼう</rt></ruby>のため<ruby>ス<rt>す</rt></ruby>リッパはご<ruby>遠<rt>えん</rt></ruby><ruby>慮<rt>りょ</rt></ruby>ください。

英語

To prevent falls, please refrain from using slippers.

とぅ ぷりべんと ふぉーるず，ぷりーず りふれいん ふろむ ゆーじんぐ すりっぱーず

中国語

为了防止滑倒请不要穿拖鞋。

うぇいれ ふぁんじ ふぁーだおう ちん ぶーやおう ちうぇん とぉーしぇ

韓国語

미끄러울 수 있으니 슬리퍼 사용은 자제해 주세요.

みくろうるす いっすに するりぽ さよんうん じゃじぇへ じゅせよ

ベトナム語

Để tránh bị trượt, anh(chị) không nên đi dép lê hay tông.

でぃー とらん びい とらぅおっと あいん(ち)こんぐ ねん でぃ じぇっぷ れー へーい とんぐ

タガログ語

Mangyaring pigilin ang mga tsinelas upang maiwasan ang

まんやりん ぴぎーりん あんぐ まが ちねーらす うーばん まいわーさん あんぐ

pag bagsak.

ぱぐ ばっぐさっく

ポルトガル語

Para evitar quedas não utilize chinelos por favor.

ぱら えゔぃたー けだす なうん うちりぜ しねろす ぽーふぁゔぉー

インドネシア語

Dimohon untuk tidak menggunakan sandal agar tidak

でぃもほん うんとぅ てぃだ むんぐなかん さんだる あがる てぃだ

jatuh.

じゃとぅ

救急声がけ

受付（本人への質問）

診察室前

診察室（外来）

検査室（検査）

科別名称

入院

日本語

ネームバンドのほかに、お名前と生年月日を名乗っていただくことがあります。

英語

We may ask for your name and date of birth,
うぃ めい あすく ふぉ ゆあ ねーむ あんど でーと おぶ ばーす,

including your wristband.
いんくるーでぃんぐ ゆ ありすとばんど

中国語

佩戴住院手环的情况下,
ぺいだい じゅいぇん しゅふあん で ちんくぁんしゃ,

也会有询问您姓名和生日的情况。
いぇ ふぇー よう しうん うぇん にん しんみん へ しぇんりい で ちんくぁん

韓国語

네임밴드 이외에 성함과 생년월일을 여쭤보는 경우가 있습니다.
ねいんべんどぅ いうぇえ せんにょんうぉりる よちょぽぬん ぎょんうが いっすんにだ

ベトナム語

Ngoài thẻ tên ra, anh(chị) có thể được yêu cầu đọc tên
ごぁーい てぇー てん れー あいん(ち) こー てぇー どぅおっく いぇうー かう どっく てん

và ngày tháng năm sinh.
ばー がい たんぐ なむ しん

タガログ語

Maliban sa wristband ay hinihiling na ibigay muli ang iyong
まりーばん さ うりすばん あい ひにひりん な いびがい むり あん いよん

pangalan, at buong kapanganakan.
ぱがあらん あっ ぷおーん かばがなーかん

ポルトガル語

Além de confirmarmos na pulseira de identificação, poderá
あれん で こんふぃるまーもす な ぷーせいら で いでんちふぃかさうん ぽでら

ser solicitado que diga o seu nome e data de nascimento.
せーそりしたど け ぢが お せう のめ え だた で なしめんと

インドネシア語

Selain gelang nama, Anda mungkin diminta untuk memberikan
すらいん げらん なま, あんだ むんきん でぃみんた うんとぅ むんべりかん

nama dan tanggal lahir Anda.
なま だん たんがる らひる あんだ

救急声がけ

（本人への質問）受付

診察室前

診察室（外来）

検査室（検査）

科別名称

入院

入院

日本語

貴重品の管理は原則ご本人です。
（きちょうひん）（かんり）（げんそく）（ほんにん）

英語

In principle, you are responsible for your valuables.

いん ぷりんしぷる, ゆあ りすぽんしぷる ふぉ ゆあ ばりゅぷるず

中国語

原则上请自行管理贵重物品。

ゆうぇんぜしゃん ちん ずーしん ぐぁんりー ぐぇいじうぉん うーぴん

韓国語

귀중품 관리는 원칙적으로 직접 부담하셔야 합니다.

ぐぃじゅんぷん ぐぁるりぬん うぉんちくじょぐろ じっじょぷ ぷだましょや どぇむにだ

ベトナム語

Theo nguyên tắc, anh（chị）sẽ phải tự chịu trách nhiệm về

てぇおー ぐいえん たっく あいん（ち）せー ふぁい とぅー ちゅー とらっち にぇむ ゔぇー

các vật có giá trị mang theo.

きゃっく ゔぁっと こー じゃー とり まんぐ てぇお

タガログ語

Ang pamamahala ng mga mahahalagang bagay ay nasa

あん ぱままはら なん まが まははらがん ばがい あい なさ

sariling pananagutan.

さりーりん ぱななぐーたん

ポルトガル語

Os cuidados com os objetos de valor deve ser da própria

おす くいだどす こん おす おびじぇとすで ゔぉろー でゔぇ せーだ ぷろぴあ

pessoa.

ぺそあ

インドネシア語

Pada prinsipnya, Anda bertanggung jawab atas barang

ぱだ ぷりんしっぷにゃ, あんだ ぷるたんぐん じゃわっぷ あたす ばらん

berharga Anda.

ぶるはるが あんだ

日本語

入浴時間は○時で、場所は○です。

英語

The bath time is at ○ and, it's located in ○ .

ざ ばす たいむ いず あっと ○ あんど, いっつ ろけーてぃど いん ○

中国語

洗澡时间是○点。地点是○。

しーざおう しじぇん し○でぇん。でぃーでぇん し○

韓国語

입욕시간은 ○시입니다. 장소는 ○입니다.

いっぴょく しがぬん ○し いむにだ. じゃんそぬん ○いんにだ

ベトナム語

Thời gian tắm là lúc ○ giờ, tại địa điểm ○ .

とい じゃーん たむ れー るっく ○ じょー たい でぃあー でぃーむ ○

タガログ語

Oras ng pagligo ay ○ , ang lugar ○ .

おーらす なん ぱぐりご あい ○, あんぐ るがーる ○

ポルトガル語

O banho é as ○ horas, e o local é ○ .

お ばにお え だす ○ おらす あす ○ おらす

インドネシア語

Waktu mandi adalah pukul ○ , tempat mandi di ○ .

わくとぅ まんでぃ あだら ぷくる ○, てんぱっと まんでぃ でぃ ○

救急声かけ

受付（本人への質問）

診察室前

診察室（外来）

検査室（検査）

科別名称

入院

入院

日本語

リースの病衣など使われますか?

りーす びょうい つか

英語

Would you like to rent a hospital gown?

うじゅ らいく とぅ れんと あ ほすぴたる がうん

中国語

使用租赁的病服吗?

しーよん ずうりん で びんふー ま

韓国語

대여 병원복을 사용하시겠습니까?

でよ びょんうぉんぼぐる さよんはしげっすんにか

ベトナム語

Anh(chị) có muốn dùng quần áo bệnh viện không?

あいん(ち) こー みゅおーん じゅんぐ くぉん あお べん ゔぃえん ごんぐ

タガログ語

Gumagamit ka ba nang lease gamit, at iba pa.

ぐまがみっ か ば なん りーす だみっ, あっ いば ぱ

ポルトガル語

Deseja emprestar roupas do hospital?

でぜじゃ えんぷれすたー ほうぱす ど おすぴたう

インドネシア語

Apakah Anda ingin meminjam baju pasien dari rumah

あぱか あんだ いんぎん むみんじゃん ばじゅ ぱしえん だり るま

sakit?

さきっ

日本語

テレビカードの使い方はわかりますか?

英語

Do you know how to use the TV cards?

どぅ ゆの はうとぅ うず ざ てぃーび かーず

中国語

您知道电视卡的使用方法吗?

にん じだおう でぇんしーか で しーよん ふぁんふぁ ま

韓国語

TV카드는 어떻게 사용하는지 아십니까?

てぃーぶぃかどぅぬん おっとけ さよんはぬんじ あしんにか

ベトナム語

Anh(chị) có biết cách sử dụng thẻ TV không?

あいん(ち) こー びえっと きゃっち すー じゅんぐ てぃー てれび ごんぐ

タガログ語

Marunong ka bang gumamitng tv card?

まるーのん か ばぐ ぐまみっ なん てぃーびー かーど

ポルトガル語

Sabe como utilizar o cartão da televisão?

さべ こも うちりざー お かるたうん だ てれびざうん

インドネシア語

Apakah Anda tahu cara menggunakan kartu TV?

あぱか あんだ たふ ちゃら むんぐなかん かるとぅ てぃふぃ?

救急声がけ ｜ 受付（本人への質問）｜ 診察室前 ｜ 診察室（外来）｜ 検査室（検査）｜ 科別名称

日本語

個人情報は関係者の中で共有する場合がございます。

英語

Personal information may be shared among related parties.

ぱーそなる いんふぉめーしょん めいぴ しぇあど あもんぐ りれいてぃーど ぱーてぃーず

中国語

个人信息会有在相关人员中共享的情况。

げれぇん しんし ふぇー よう ざい しゃんぐぁん れぇんうぇん じうぉん ごんしゃん で ちん くぁん

韓国語

개인정보를 관계자 사이에 공유하는 경우가 있습니다.

げいんじょんぽる ぐぁんげじゃ さいえ ごんゆはぬん ぎょんうが いっすんにだ

ベトナム語

Các thông tin cá nhân có thể được chia sẻ giữa các bên.

きゃっく てょんぐ てぃん か にゃん こー てぇー だおっく ちーあー せー じゅあ きゃっく べん

タガログ語

Ang personal na impormasyon ay maaaring ibahagi sa

あんぐ ぺーるそなる な いむぼーるましょん あい まああありん いばはぎ さ

mga kaugnay na partido.

まが かあうぐない な ぱるてぃど

ポルトガル語

Suas informações pessoais poderão ser compartilhadas

すあす いんふぉるまそえんす ぺそあいす ぼでらうん せー こんぱーちりやだす

com a equipe médica.

こん あ えきぺ めじか

インドネシア語

Ada kemungkinan informasi pribadi akan dibagikan kepada

あだ くむんきなん いんふぉるまし ぷりばでぃ あかん でぃばぎかん くぱだ

pihak terkait.

ぴはっく とぅるかいっと

入院

日本語

医師から手術についてのご説明をいたします。

英語

The doctor will explain about the operations.

ざ どくたー うぃる いくすぷれーん あばうと ざ おぱれーしょんず

中国語

医生会为您说明手术的相关事项。

いーしぇん ふぇー うぇい にん しうぇーみん しゅーしう で しゃんぐぁん ししゃん

韓国語

의사가 수술에 대해서 설명해 드리겠습니다.

いさが すすれ でへそ そるみょんへ どぅりげっすんにだ

ベトナム語

Bác sĩ sẽ giải thích về phẫu thuật.

ばっく しー せー じゃーいー てぃっち びー ふぉう てゅあと

タガログ語

Ipapaliwanng ng doktor ang operasyon.

いーぱぱりーわなっぐ なん どっくとーる あん おぺらっしょん

ポルトガル語

O medico irá explicar sobre a cirurgia.

お めじこ いら えすぷりかー そぶれ あ しるーじあ

インドネシア語

Dokter akan menjelaskan mengenai operasi.

どくとる あかん むんじぇらすかん むんげない おぺらし

日本語

全身麻酔（局所麻酔）の手術です。

※全身麻酔の手術です。／ 局所麻酔の手術です。

英語

It's a general anesthesia (local anesthesia) surgery.

いつ あ じぇねらる あねすせしあ（ろかーる あねすせしあ）さーじゃりー

中国語

这是全身麻醉（局部麻醉）的手术。

じぇーし ちうぇんしぇん まーずうぇ（じうぶーまーずうぇ）で しゅーしう

韓国語

전신마취 (국소마취) 수술입니다.

じょんしんまち（くくそまち）すすりんにだ

ベトナム語

Đây là phẫu thuật gây mê toàn thân (gây tê tại chỗ).

でい れー ふぉう てゅあと げい みー とあん てゃん（げいー てぃー たい ちょー）

タガログ語

※Operasyon para sa lokal na pangpamanhid. /

おぺらっしおん ぱら さ ろかーる な ぱんばまっひどぅ /

Surgery para sa pangkalahatang kawalan ng pakiramdam.

さーるじぇりー ぱら さ ぱんからはーたん かわらん なん ぱきらんだむ

ポルトガル語

É uma cirurgia usando anestesia geral (anestesia local).

えー うま しるーじあ うざんど あねすてじあ じぇらう（あねすてじあ ろかう）

インドネシア語

Ini adalah pembedahan dengan anastesi umum (anastesi lokal).

いに あだら ぺむべだはん どぅんがん あなすてし うむむ（あなすてし ろかる）

救急声がけ

受付（本人への質問）

診察室前

診察室（外来）

検査室（検査）

科別名称

入院

日本語

手術は明日の◯時からを予定しています。

英語

The surgery is scheduled for tomorrow at ◯ .

ざ さーじゃりー いず すけじゅーるど ふぉ とぅもろう あっと ◯

中国語

手术预定于明天的◯点开始。

しゅーしぃう いうでぃん みんてぇん で◯でぇん かいしー

韓国語

수술은 내일 ◯시로 예정되어 있습니다.

すするん ねいる ◯しろ いぇじょんどぅぇお いっすんにだ

ベトナム語

Cuộc phẫu thuật sẽ được lên kế hoạch vào ngày mai lúc ◯ .

くおっく ふぉーう てゅあっと せー だおっく れん け ほーち ばお がい まい るっく

タガログ語

Ang operasyon ay ◯ nakatakda bukas.

あん おぺらっしょん あい ◯なかたくだ ぶーかす

ポルトガル語

A cirurgia está prevista a partir das ◯ horas de amanhã.

あ しるーじあ えすたー ぷれづぃすた あ ぱるちー だす ◯ おらす で あまにゃん

インドネシア語

Operasi akan dijadwalkan besok pada jam ◯ .

おぺらし あかん でぃじゃどぅわるかん べそ ぱだ じゃむ ◯

日本語

手術は○時間の予定です。

英語

The surgery will last for ○ hours.

ざ さーじゃりー ういる らすと ふぉ ○ あーわーず

中国語

手术预计时长为○小时。

しゅーしう いうじー しーちゃん うぇい○しゃおうし

韓国語

수술은 ○시간 진행될 예정입니다.

すするん ○しがん じねんどぅぇる いぇじょんいんにだ

ベトナム語

Phẫu thuật được sắp xếp vào thời gian ○.

ふぁう てゅあっと どうおっく さっぷ せっぷ ゔぁお とーい じゃん ○

タガログ語

Ang operasyon ay naka iskedyul sa oras ○.

あん おぺらっしょん あい なか いすけーじゅーる さ おーらす○

ポルトガル語

A cirurgia está prevista para as ○ horas.

あ しるーじあ えすた ぷれ゛ゔぃすた ぱら あす ○ おらす

インドネシア語

Operasi dijadwalkan selama ○ jam.

おぺらし でぃじゃどぅわるかん すらま ○ じゃむ

救急声がけ
（本人への質問） 受付
診察室前
診察室（外来）
検査室（検査）
科別名称
入院

日本語

お身体の調子はどうですか?

英語

How are you feeling?

はう あゆ ふぃーりんぐ

中国語

身体情况怎么样?

しぇんてぃー ちんくぁん ぜんめやん

韓国語

몸 컨디션은 어떠세요?

もむ こんでぃしょぬん おとせよ

ベトナム語

Anh（chị）thấy trong người hôm nay thế nào?

あいん（ち）たいー とろんぐ ぐーおい ほむ ない てぇー なお

タガログ語

Kumusta po ang katawan?

くむすた ぽ あん かたわん

ポルトガル語

O seu corpo está bem?

お せう こるぽ えすた べん

インドネシア語

Bagaimana kondisi tubuh Anda?

ばがいまな こんでぃし とぅぶ あんだ

166

手術日

日本語

しゅじゅつまえ ばいたるさいん はか
手術前にバイタルサインを測りますね。

英語

We will measure your vital signs before the surgery.

ういういる めじゃー ゆあ ばいたる さいんず びふぉー ざ さーじゃりー

中国語

手术前我们要测量您的生命体征。

しゅーしうちぇん うぉめん やおう つぇーりゃん にん で しぇんみん てぃーじぇん

韓国語

수술전에 바이탈 사인 (활력징후) 를 재겠습니다.

すするじょね ばいたる さいん(ふぁりゃくじんふ)る じぇげっすんにだ

ベトナム語

Tôi sẽ đo các dấu hiệu sinh tồn của anh（chị）trước khi

とい せー どー かゃっく じゃう はいうー しん とん くあ あいん（ち）ちゅろっく ぎー

phẫu thuật.

ふぉう てゅあっと

タガログ語

Sukatin ang mahahalagang palatandaan bago ang

そかーてぃん あん まはーはらが なん ぱらーたんだーあん ばーご あん

operasyon.

おぺらっしょん

ポルトガル語

Vamos medir os sinais vitais antes da cirurgia.

ゔぁもす めじー おす しないす ゔぃたいす あんてす だ しるーじあ

インドネシア語

Saya akan mengukur tanda vital sebelum operasi.

さや あかん むんぐくる たんだ ふぃたる すぶるむ おぺらし

日本語

それでは手術室に向かいましょう。

英語

Now we will head to the operating room.

なう うぃ うぃる へっとう ざ おぱれーてぃんぐ るーむ

中国語

那么我们现在去手术室吧。

なめ うぉめん しぇんざい ちう しゅーしうし ば

韓国語

그러면 이제 수술실로 가시죠.

ぐろみょん いじぇ すするしるろ がしじょ

ベトナム語

Chúng ta bây giờ sẽ cùng đến phòng phẫu thuật.

ちゃんぐ たー べい じょおー せー かんぐ でん ふぉんぐ ふぉーう てゅあっと

タガログ語

Ngayon po ay pupunta na tayo sa operasyon.

がよん ぽ あい ぷぷんたな たーよ さ おぺらっしょん

ポルトガル語

Vamos para a sala de cirurgia.

ゔぁもす ぱら あ さら で しるーじあ

インドネシア語

Kita akan menuju ruang operasi.

きた あかん むぬじゅ るあん おぺらし

168

手術日

日本語

しゅ じゅつ だい
手術台にあがってください。

英語

Please lie down on the operation table.

ぷりーず らいだうん おん ざ おぱれーてぃんぐ てーぶる

中国語

请上手术台。

ちんしゃん しゅーしう たい

韓国語

수술대로 올라가 주세요.

すするでろ おるらが じゅせよ

ベトナム語

Xin vui lòng bước lên bàn phẫu thuật.

しん ゔぃー ろんぐ ばおっく れん ばん ふぉーう つあっと

タガログ語

Puwede na po kayong umakyat sa ibabaw ng pag ooperahan.

ぷえーで な ぽ かよん おまきやっ さ いばーばう なん ぱっぐ おおぺらはん

ポルトガル語

Suba na mesa cirúrgica.

すば な めざ しるーじか

インドネシア語

Silakan berbaring di meja operasi.

しらかん ぶるばりん でぃ めじゃ おぺらし

日本語
しゅ じゅつ　　　お
手術は終わりましたよ。

英語
The surgery has finely finished.
ざ さーじゃりー はず ふぁいんりー ふぃにっしゅっどぅ

中国語
手术结束了。
しゅーしう じぇーしゅ れ

韓国語
수술이 끝났습니다.
すすり くんなっすんにだ

ベトナム語
Cuộc phẫu thuật đã kết thúc.
くおっく ふぁーう てゅあっと だー けっと てゅっく

タガログ語
Tapos na po ang operasyon.
たぽす な ぽ あん おぺらっしょん

ポルトガル語
Terminou a cirurgia.
てるみのう あ しるーじあ

インドネシア語
Operasi sudah selesai.
おぺらし すだ するさい

救急声がけ

（本人への質問）受付

診察室前

診察室（外来）

検査室（検査）

科別名称

入院

手術日

日本語

びょう しつ
病室にもどりますね。

英語

Now we will go back to the hospital room.

なう うぃ うぃる ごー ばっく とぅ ざ ほすぴたる るーむ

中国語

我们现在回病房。

うぉめん しぇんざい ふぇー びんふぁん

韓国語

병실로 돌아가겠습니다.

びょんしるろ どらがげっすんにだ

ベトナム語

Chúng tôi sẽ trở về phòng.

ちゃんぐ とい せー とろー ゔぇ ふぉんぐ

タガログ語

Babalik na po sa kuwarto.

ばばりっく な ぽ さ くわーると

ポルトガル語

Voltaremos para o quarto de internação.

ゔぉうたれもす ぱら お くあると で いんてるなさうん

インドネシア語

Anda akan kembali ke kamar rawat.

あんだ あかん くむばり く かまる らわっと

日本語

退院は○日になります。
※明日退院になります。

英語

You will be discharged on ○ .

ゆ ういる び でぃすちゃじっど おん ○

中国語

出院是○日。

ちゅーゆうぇん し○りう

韓国語

퇴원은 ○일 입니다.

とぇうぉぬん ○いりんにだ

ベトナム語

※Anh（chị）sẽ được xuất viện vào ngày mai.

あいん（ち）せー でゅっく すあっと ゔぃえーん ゔぁお げい まい

タガログ語

※Makakalabas na po bukas.

まかーからばす な ぽ ぶーかす

ポルトガル語

※Amanhã terá alta.

あまにゃ てら あうた

インドネシア語

Anda diperbolehkan pulang pada tanggal ○ .

あんだ でぃぺるぼれかん ぷらん ぱだ たんがる ○

退院

日本語

次回外来受診日は○日です。
※外来に1か月後に来てください。

英語

The next consultation date will be on ○ .

ざ ねくすと こんさるてーしょん でーと うぃる びおん ○

中国語

下次门诊是○日。

しあつー めんじぇん し○りう

韓国語

다음 외래진료일은 ○일입니다.

だうむ うぇれじるりょいるん ○いんにだ

ベトナム語

※Vui lòng đến phòng khám ngoại trú sau một tháng.

ゔぃ ろんぐ でん ふぉんぐ がむ ごえー とるー さう もっと てゃんぐ

タガログ語

※Out tatients pagkaraan ng isangbuwan balik po kayo.

あうっぺいしょん ぱっからあーん なん いさんぶわん ばりっく ぽ かよ

ポルトガル語

※Venha ao retorno daqui um mês.

ゔぇにゃ あお へとるの だき うん めーす

インドネシア語

Jadwal kunjungan berikutnya adalah ○ .

じゃどぅある くんじゅんがん ぶりくっにゃ あだら ○

日本語

費用の精算を窓口でしてください。

英語

Please pay for the expenses at the counter.

ぷりーず ぺい ふぉ ざ いくすぺんしす あっざ かうんたー

中国語

请在窗口结算费用。

ちんざい ちわんこ じぇーすぁん ふぇいよん

韓国語

비용의 정산은 창구에서 부탁드립니다.

ぴよんえ じょんさぬん ちゃんぐえそ ぶたっどぅりんにだ

ベトナム語

Vui lòng chi trả các loại chi phí tại quầy lễ tân.

ぅい ろんぐち とらー かっく ろえー ちい ふぃー たい くあいー らー たん

タガログ語

Manayaring ayusin ang gastos sa counter.

まんやり あゆーしん あん がすとす さ かうんてる

ポルトガル語

Pagar as despesas no caixa.

ぱがー あす ですぺざす の かいしゃ

インドネシア語

Silakan selesaikan pembayaran di konter.

しらかん するさいかん ぺんばやらん でぃ こんてる

日本語

これは処方箋です。

英語

This is the prescription.

でぃしいず ざ ぷりすくりぷしょん

中国語

这是处方笺。

じぇーし ちゅふぁんじぇん

韓国語

이것은 처방전입니다.

いごっすん ちょばんじょにんにだ

ベトナム語

Đây là đơn thuốc của anh (chị).

でぃー れー どん てゅおっく くあ あいん(ち)

タガログ語

Ito po ay isang reseta.

いと ぽ あい いさん れせーた

ポルトガル語

Esta é a receita.

えすた えー あ へせいた

インドネシア語

Ini resep Anda.

いに れせっぷ あんだ

救急声かけ

受付（本人への質問）

診察室前

診察室（外来）

検査室（検査）

科別名称

入院

日本語

院外の薬局で提出して薬を購入してください。

英語

Please submit the prescription at the pharmacy outside the
ぷりーず さぶみっと ざ ぷりすくりぷしょん あっざ ふぁーましー あうとさいど ざ

hospital for purchase.
ほすぴたる ふぉ ぱーちぇす

中国語

请在医院外的药局出示后购买药品。
ちんざい いうぇんわい で やおうじう ちゅーし ほう ごーまい やおうぴん

韓国語

병원 밖 약국에 제출해서 약을 구입해 주세요.
びょんうぉんばく やっくげ じぇちゅれそ やぐる ぐいぺじゅせよ

ベトナム語

Anh(chị) hãy mang đơn thuốc này đến nhà thuốc ngoài
あいん(ち) へい まんぐ どん てゅおっく ない でん なー てゅおっく ごあいー

bệnh viện để mua thuốc.
べん ゔぇいん でー むあ てゅおっく

タガログ語

Mangyaring ipadala ito sa isang parmasya salabas ng
まんやーりん いぱだら いと さ いさん ぱーるまっしゃ さらばっす なん

ospital at bumili ng gamot.
ほすぴたる あっ ぶーみり なん がもっ

ポルトガル語

Entregue numa farmácia fora do hospital e compre o
えんとれげ ぬま ふぁるましあ ふぉら ど おすぴたう え こんぷれ お

medicamento.
めじかめんと

インドネシア語

Silakan beli obatnya di apotek luar rumah sakit.
しらかん べり おばっとにゃ でぃ あぽてく るある るま さきっ

日本語

食後○錠、1日○回服用してください。

英語

Please take ○ tablets, ○ times a day after meals.

ぷりーず ていく ○ たぶりっつ, ○たいむず あ でー あふたー みーるず

中国語

饭后○片，一日○次。

ふぁんほう○ぺん, いーりう○つー

韓国語

식사후 ○정, 하루 ○회 복용해 주세요.

しくさふ○じょん, はる○ふぇ ぽぎょんへじゅせよ

ベトナム語

Anh (chị) hãy uống thuốc ○ viên sau mỗi bữa ăn và uống

あいん(ち)へい あおんぐ ○びえーん さう もいー びゅーあー あん ばー あおんぐ

thuốc mỗi ngày ○ lần.

てゅおっく もいー がいー ○ らん

タガログ語

Kumuha ng ○ tableta, ○ beses sa isang araw pagkatapos

くむは なん ○ たぶれった, ○ べーせす さ いさん あーらう ぱっぐたーぽす

ng bawat kain.

なん ばーわっ かーいん

ポルトガル語

Tome ○ comprimidos após cada refeição, ○ vezes ao dia.

とめ ○ こんぷりみどす あぽす かだ へふぇいさうん, ○ ゔぇぜす あお じあ

インドネシア語

Minumlah ○ tablet, ○ sehari setelah makan.

みぬむら ○ たぶれっと, ○ せはり すてら まかん

日本語

服薬間隔を◯時間以上あけてください。

英語

Please allow more than ◯ hours between medications.

ぷりーず あらう もあ ざん ◯ あーわーず びどぅうぃーん めでぃけーしょんず

中国語

服药请间隔◯小时以上。

ふーやおう ちん じぇんげー◯ しゃおうし いーしゃん

韓国語

복용간격을 ◯시간 이상 비워주세요.

ぼぎょんがんぎょぐる ◯しがにさん びうぉじゅせよ

ベトナム語

Vui lòng để cách thời gian mỗi lần uống thuốc là ◯ Giờ.

うぃ ろんぐ でぃー かっち てょい じん もい らん あおんぐ てゅおっく れー ◯じょおー

タガログ語

Mangyaring payagan ang higit sa ◯ oras pagitan ng mga

まんやーりん ぱやーがん あん ひぎっ さ ◯ おーらす ぱぎーたん なん まが

gamot.

がもっ

ポルトガル語

Intervalo de mais de ◯ horas para tomar o remédio.

いんてるうぁろ で まいす で ◯ おらす ぱら とまーる お へめじお

インドネシア語

Tolong beri lebih dari ◯ jam antar obat.

とろん べり るび だり ◯ じゃむ あんたる おばっと

救急声がけ

（本人への質問）受付

診察室前

診察室（外来）

検査室（検査）

科別名称

入院

介護保険

日本語

介護保険の認定を受けていますか?

英語
Are you certified for long-term care insurance?
あーゆ さーてぃふぁいど ふぉ ろんぐ たーむ けあ いんしゅあらんす

中国語
接受护理保险的认定了吗?
じぇーしゅー ふーりー ばおうしぇん で いぇんでぃん れ ま

韓国語
간병보험에 가입되어 있으세요?
がんびょんぼほめ がいぷどぇお いっすせよ

ベトナム語
Anh (chị) có được giấy chứng nhận chăm sóc dài hạn hay
あいん(ち) こー どぅおっく じゃい ちゅんぐ にゃん ちゃむ そっく じゃい はーん はい
không?
ごんぐ

タガログ語
Sertipikado ka ba para sa pang matagalang seguro sa
せるてぃぴかど か ば ばら さ ばんぐ またがらんぐ せぐろ さ
pangangalaga.
ばががらが

ポルトガル語
Tem o certificado que autoriza a receber cuidados em
てん お せるちふぃかど け あうとりざ あ へせべー くいだどす えん
casa ou de enfermagem?
かざ おう で えんふぇーまじぇん

インドネシア語
Apakah Anda memiliki asuransi jangka panjang?
あばか あんだ めみりき あすらんし じゃんか ばんじゃん

179

日本語

たん とう　け あ ま ねー じゃー
担当のケアマネージャーがいますか?

英語

Do you have a care manager?

どぅ ゆ はぶ あ けあ まねーじゃー

中国語

有负责的护理管理人吗?

よう ふーぜー で ふーりーぐぁんりいぇん ま

韓国語

간병 해주시는 분이 계신가요?

がんびょんへじゅしぬん ぷにげしんがよ

ベトナム語

Anh(chị) có người quản lý chăm sóc y tế không?

あいん(ち) こー ぐぉいー くぉあん りい ちゃむ そっく いー てぃー ごんぐ

タガログ語

Mayroon ka bang manager para sa pangangalaga?

まいろおん か ばんぐ まねーじる ぱら さ ぱががらが

ポルトガル語

Já possui um manager assistente social?

じゃ ぽすい うん まなじぇる あしすてんて そしあう

インドネシア語

Apakah Anda memiliki manajer perawatan yang

あぱか あんだ めみりき まなじぇる ぷらわたん やん

bertanggung jawab?

ぶるたんぐん じゃわっぷ

救急声がけ

（本人への質問）受付

診察室前

診察室（外来）

検査室（検査）

科別名称

入院

介護保険

日本語

自宅でのサポートは必要ですか?

じたく さぽーと ひつよう

英語

Do you need any medical support at home?

どぅ ゆ にーど えに めでぃかる さぽーと あっ ほーむ

中国語

在家中需要帮忙吗?

ざいじゃーじうぉん しうやおう ばんまん ま

韓国語

재택 서포트는 필요하세요?

じぇてく そぽとぬん ぴりょはせよ

ベトナム語

Anh(chị) có cần người hỗ trợ chăm sóc y tế tại nhà?

あいん(ち) こー かん ぐぉいー ほ ちょー ちゃむ そっく いー てぃー たい にゃー

タガログ語

Mayroon ka bang manager ng pangangalaga na

まいろおん か ばんぐ まねーじる なん ぱががらが な

namamahala?

なままはら?

ポルトガル語

Necessita de auxílios na sua casa?

ねせした で あうしりお な すあ かざ?

インドネシア語

Apakah Anda membutuhkan seseorang yang bisa

あぱか あんだ めんぶとぅかん せせおらん やん びさ

membantu Anda di rumah?

むんばんとぅ あんだ でぃ るま

181

日本語

説明は理解できましたか?
（せつめい）（りかい）

英語

Were the explanations clear?
うぉーざ いくすぷれねーしょんす くりあ

中国語

理解说明了吗?
りーじぇー しうぉーみん れ ま

韓国語

설명은 이해되셨나요?
そるみょんうん いへどぇしょっなよ

ベトナム語

Anh（chị） có hiểu những giải thích này không?
あいん（ち）こー ひいえう ぬんぐ じゃーい てぃっく ない ごん

タガログ語

Naiintindihan mo ba ang paliwanag?
ないいんてぃでぃはん も ば あん ぱりわなぐ

ポルトガル語

Compreeendeu bem a explicação?
こんぷれえんでう べん あ えすぷりかさうん

インドネシア語

Apakah Anda mengerti dengan penjelasannya?
あぱか あんだ むんげるてぃ どぅんがん ぺぬじぇらさんにゃ

日本語

何^{なに}か質^{しつ}問^{もん}はありますか?

英語

Do you have any questions?

どぅ ゆ はぶ えに くぇすちょんず

中国語

有什么想问的吗?

ようしぇんめ しゃんうぇん で ま

韓国語

질문은 없으세요?

じるむぬん おっぷすせよ

ベトナム語

Anh (chị) có câu hỏi nào không?

あいん(ち)こー かう ほい なお ごんぐ

タガログ語

Mayroon ka bang anumang mga katanungan.

まいろおん か ばんぐ あぬまんぐ まが かたぬーがん

ポルトガル語

Tem alguma pergunta?

てん あうぐま べるぐんた

インドネシア語

Apakah ada yang ingin Anda tanyakan?

あぱか あだ やん いんぎん あんだ たにゃかん

救急声かけ

受付（本人への質問）

診察室前

診察室（外来）

検査室（検査）

科別名称

入院

日本語

ご自分でできそうですか?

英語

Will you be alright alone?

うぃる ぴ あーらいっ あろーん

中国語

您自己能做到吗?

にん ずーじ ねん ずぉうだおう ま

韓国語

혼자 하실 수 있겠어요?

ほんじゃ はしるす いっげそよ

ベトナム語

Anh(chị) có thể tự làm một mình không?

あいん(ち) こー てぇー とぅー らむ もっと みん ごんぐ

タガログ語

Maaari ma pang gawin ito sa iyong sarili?

まあありも ばんぐ がうぃん いと さ いよん さりーり

ポルトガル語

Conseguirá fazer em sua casa?

こんせぎら ふぁぜー えん すあ かざ

インドネシア語

Apakah Anda bisa melakukannya sendiri?

あぱか あんだ びさ むらくかんにゃ すんでぃり

日本語

誰か協力してくれますか?

英語

Is there anyone who can assist you?

いす ぜあ えにうぉん ふきゃん あしすちゅー

中国語

有谁能帮您吗?

よう しぇー ねん ばん にん ま

韓国語

누군가 협력해 주실 분이 계신가요?

ぬぐんが ひょっぷにょけ じゅしるぶに げしんがよ

ベトナム語

Anh(chị) có ai có thể giúp đỡ hỗ trợ anh(chị) không?

あいん(ち) こー あい こー てぇー じゅっぷ どー ほー とろー あいん(ち) ごんぐ

タガログ語

Sino po ang makakatulong sa akin?

しの ぽ あんぐ まかーかとぅーろん さ あーきん

ポルトガル語

Tem alguém que poderá lher ajudar?

てん あうげん け ぼでらりぇー あじゅだー

インドネシア語

Apakah ada yang bisa membantu Anda?

あぱか あだ やん びさ むんばんとぅ あんだ

日本語

しゃかいてき　さ　ぽーと　　ひつよう
社会的なサポートが必要ですか?

英語

Do you need any social support?

どぅ ゆ にーど えに そーしゃる さぽーと

中国語

需要一些社会上的帮助吗?

しうやおう いーしぇー しぇーふぇーしゃん で ばんじゅー ま

韓国語

사회적 서포트는 필요하세요?

さふぇじょく そぽとぬん ぴりょはせよ

ベトナム語

Anh（chị）có cần trợ giúp xã hội không?

あいん(ち) こー かん とろー じゅっぷ さー ほい ごんぐ

タガログ語

Kailangan mo ba ng suporta sa lipunan?

かいらーがん も ば なん すぽーるた さ りぷーなん

ポルトガル語

Necessita de alguma auxílio social?

ねせした で あうぐん あうしりお そしあう

インドネシア語

Apakah Anda memerlukan dukungan sosial?

あぱか あんだ むめるかん どぅくんがん そしある

186

Chapter 4

ゆびさしイラスト

身体の部位

頭頸部

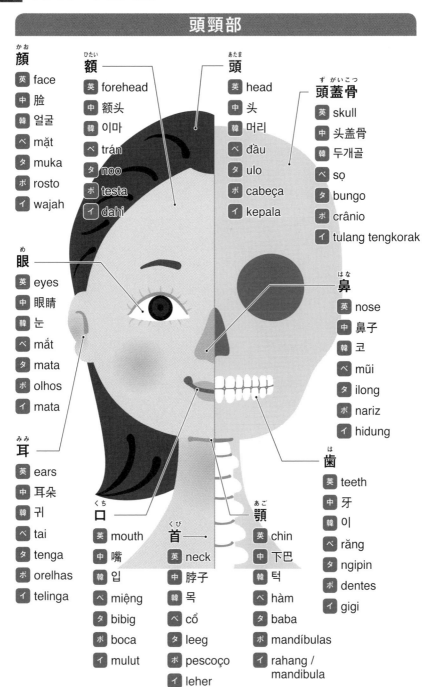

顔 かお
- 英 face
- 中 脸
- 韓 얼굴
- ベ mặt
- タ muka
- ボ rosto
- イ wajah

額 ひたい
- 英 forehead
- 中 额头
- 韓 이마
- ベ trán
- タ noo
- ボ testa
- イ dahi

頭 あたま
- 英 head
- 中 头
- 韓 머리
- ベ đầu
- タ ulo
- ボ cabeça
- イ kepala

頭蓋骨 ずがいこつ
- 英 skull
- 中 头盖骨
- 韓 두개골
- ベ sọ
- タ bungo
- ボ crânio
- イ tulang tengkorak

眼 め
- 英 eyes
- 中 眼睛
- 韓 눈
- ベ mắt
- タ mata
- ボ olhos
- イ mata

鼻 はな
- 英 nose
- 中 鼻子
- 韓 코
- ベ mũi
- タ ilong
- ボ nariz
- イ hidung

耳 みみ
- 英 ears
- 中 耳朵
- 韓 귀
- ベ tai
- タ tenga
- ボ orelhas
- イ telinga

歯 は
- 英 teeth
- 中 牙
- 韓 이
- ベ răng
- タ ngipin
- ボ dentes
- イ gigi

口 くち
- 英 mouth
- 中 嘴
- 韓 입
- ベ miệng
- タ bibig
- ボ boca
- イ mulut

首 くび
- 英 neck
- 中 脖子
- 韓 목
- ベ cổ
- タ leeg
- ボ pescoço
- イ leher

顎 あご
- 英 chin
- 中 下巴
- 韓 턱
- ベ hàm
- タ baba
- ボ mandíbulas
- イ rahang / mandibula

頭頸部

こめかみ
- 英 temple
- 中 太阳穴
- 韓 관자놀이
- ベ thái dương
- タ temple
- ポ têmporas
- イ pelipis

眉毛（まゆげ）
- 英 eyebrows
- 中 眉毛
- 韓 눈썹
- ベ lông mày
- タ kilay
- ポ sobrancelhas
- イ alis

まぶた
- 英 eyelid
- 中 眼睑
- 韓 눈꺼풀
- ベ mí mắt
- タ talukap ng mata
- ポ pálpebras
- イ kelopak mata

耳たぶ（みみ）
- 英 earlobe
- 中 耳垂
- 韓 귓불
- ベ dái tai
- タ earlobe
- ポ lóbulo da orelha
- イ daun telinga

鼻孔（びこう）
- 英 pupil
- 中 鼻孔
- 韓 콧구멍
- ベ lỗ mũi
- タ butas ng ilong
- ポ narinas
- イ lubang hidung

頬（ほお）
- 英 cheek
- 中 脸颊
- 韓 볼
- ベ má
- タ pisngi
- ポ bochechas
- イ pipi

唇（くちびる）
- 英 lips
- 中 唇
- 韓 입술
- ベ môi
- タ labi
- ポ lábios
- イ bibir

のど
- 英 throat
- 中 喉咙
- 韓 목구멍
- ベ cổ họng
- タ lalamunan
- ポ garganta
- イ tenggorokan

髪の毛（かみのけ）
- 英 hair
- 中 头发
- 韓 머리카락
- ベ tóc
- タ buhok
- ポ cabelo
- イ rambut

身体（前面）

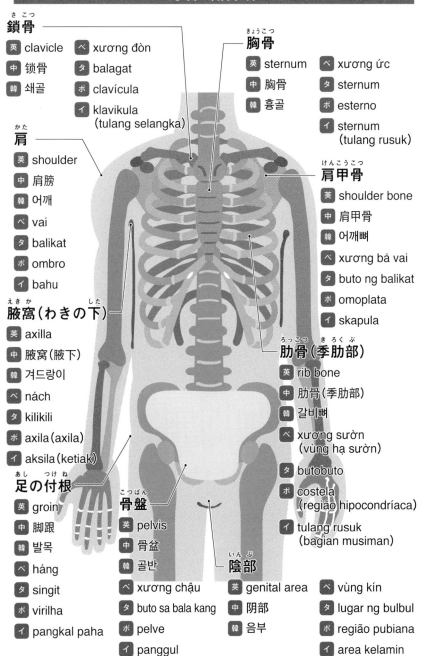

鎖骨（さこつ）
- 英 clavicle
- 中 锁骨
- 韓 쇄골
- ベ xương đòn
- タ balagat
- ポ clavícula
- イ klavikula (tulang selangka)

肩（かた）
- 英 shoulder
- 中 肩膀
- 韓 어깨
- ベ vai
- タ balikat
- ポ ombro
- イ bahu

腋窩（わきの下）（えきか・した）
- 英 axilla
- 中 腋窝（腋下）
- 韓 겨드랑이
- ベ nách
- タ kilikili
- ポ axila（axila）
- イ aksila（ketiak）

足の付根（あし・つけね）
- 英 groin
- 中 脚跟
- 韓 발목
- ベ háng
- タ singit
- ポ virilha
- イ pangkal paha

胸骨（きょうこつ）
- 英 sternum
- 中 胸骨
- 韓 흉골
- ベ xương ức
- タ sternum
- ポ esterno
- イ sternum (tulang rusuk)

肩甲骨（けんこうこつ）
- 英 shoulder bone
- 中 肩甲骨
- 韓 어깨뼈
- ベ xương bả vai
- タ buto ng balikat
- ポ omoplata
- イ skapula

肋骨（季肋部）（ろっこつ・きろくぶ）
- 英 rib bone
- 中 肋骨（季肋部）
- 韓 갈비뼈
- ベ xương sườn (vùng hạ sườn)
- タ butobuto
- ポ costela (região hipocondríaca)
- イ tulang rusuk (bagian musiman)

骨盤（こつばん）
- 英 pelvis
- 中 骨盆
- 韓 골반
- ベ xương chậu
- タ buto sa bala kang
- ポ pelve
- イ panggul

陰部（いんぶ）
- 英 genital area
- 中 阴部
- 韓 음부
- ベ vùng kín
- タ lugar ng bulbul
- ポ região pubiana
- イ area kelamin

身体（前面）

胸（むね）

英 chest	ベ ngực
中 胸部	タ dibdib
韓 가슴	ポ peito
	イ dada

乳首（ちくび）

英 nipple
中 乳头
韓 유두
ベ núm vú
タ utong
ポ mamilo
イ puting

乳房（にゅうぼう）

英 breast	ベ vú
中 乳房	タ suso
韓 유방	ポ mama
	イ payudara

上腹部（じょうふくぶ）

英 uppr abdomen
中 上腹部
韓 상복부
ベ bụng trên
タ sataas tiyan
ポ abdome superior
イ perut bagian atas

みぞおち

英 solar plexus
中 胸口
韓 명치
ベ thượng vị
タ sikmura
ポ boca do estômago
イ ulu hati

下腹部（かふくぶ）

英 lower abdomen
中 下腹部
韓 하복부
ベ bụng dưới
タ puson
ポ abdome inferior
イ perut bagian bawah

へそ

英 navel	ベ rốn
中 肚脐	タ pusod
韓 배꼽	ポ umbigo
	イ pusar

腹部（はら）（ふくぶ）

英 abdomen
中 腹部
韓 복부 (배)
ベ bụng
タ tiyan
ポ abdome (barriga)
イ abdomen (perut)

191

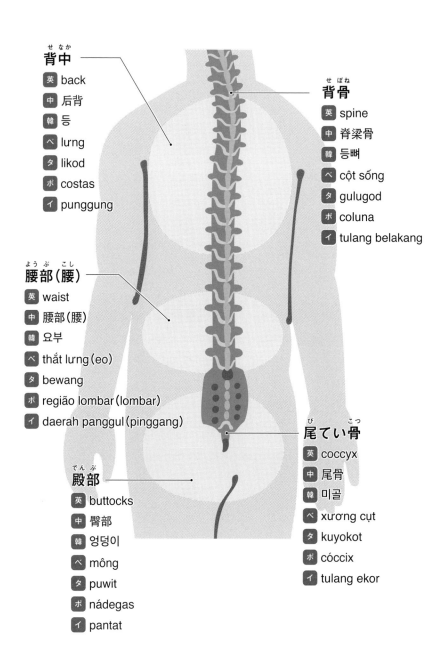

背中
<ruby>背中<rt>せなか</rt></ruby>
- 英 back
- 中 后背
- 韓 등
- ベ lưng
- タ likod
- ポ costas
- イ punggung

<ruby>背骨<rt>せぼね</rt></ruby>
- 英 spine
- 中 脊梁骨
- 韓 등뼈
- ベ cột sống
- タ gulugod
- ポ coluna
- イ tulang belakang

<ruby>腰部<rt>ようぶ</rt></ruby>（<ruby>腰<rt>こし</rt></ruby>）
- 英 waist
- 中 腰部（腰）
- 韓 요부
- ベ thắt lưng（eo）
- タ bewang
- ポ região lombar（lombar）
- イ daerah panggul（pinggang）

<ruby>尾てい骨<rt>び こつ</rt></ruby>
- 英 coccyx
- 中 尾骨
- 韓 미골
- ベ xương cụt
- タ kuyokot
- ポ cóccix
- イ tulang ekor

<ruby>殿部<rt>てんぶ</rt></ruby>
- 英 buttocks
- 中 臀部
- 韓 엉덩이
- ベ mông
- タ puwit
- ポ nádegas
- イ pantat

192

手腕部

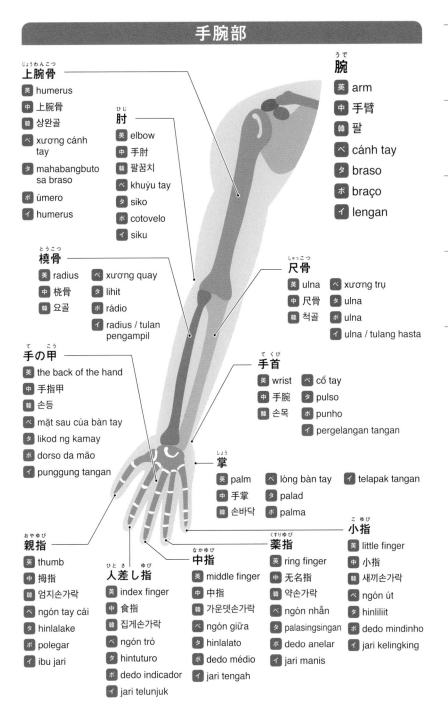

上腕骨 <small>じょうわんこつ</small>
- 英 humerus
- 中 上腕骨
- 韓 상완골
- べ xương cánh tay
- タ mahabangbuto sa braso
- ポ úmero
- イ humerus

腕 <small>うで</small>
- 英 arm
- 中 手臂
- 韓 팔
- べ cánh tay
- タ braso
- ポ braço
- イ lengan

肘 <small>ひじ</small>
- 英 elbow
- 中 手肘
- 韓 팔꿈치
- べ khuỷu tay
- タ siko
- ポ cotovelo
- イ siku

橈骨 <small>とうこつ</small>
- 英 radius
- 中 橈骨
- 韓 요골
- べ xương quay
- タ lihit
- ポ rádio
- イ radius / tulan pengampil

尺骨 <small>しゃっこつ</small>
- 英 ulna
- 中 尺骨
- 韓 척골
- べ xương trụ
- タ ulna
- ポ ulna
- イ ulna / tulang hasta

手の甲 <small>て こう</small>
- 英 the back of the hand
- 中 手指甲
- 韓 손등
- べ mặt sau của bàn tay
- タ likod ng kamay
- ポ dorso da mão
- イ punggung tangan

手首 <small>て くび</small>
- 英 wrist
- 中 手腕
- 韓 손목
- べ cổ tay
- タ pulso
- ポ punho
- イ pergelangan tangan

掌 <small>しょう</small>
- 英 palm
- 中 手掌
- 韓 손바닥
- べ lòng bàn tay
- タ palad
- ポ palma
- イ telapak tangan

親指 <small>おやゆび</small>
- 英 thumb
- 中 拇指
- 韓 엄지손가락
- べ ngón tay cái
- タ hinlalake
- ポ polegar
- イ ibu jari

人差し指 <small>ひと さ ゆび</small>
- 英 index finger
- 中 食指
- 韓 집게손가락
- べ ngón trỏ
- タ hintuturo
- ポ dedo indicador
- イ jari telunjuk

中指 <small>なかゆび</small>
- 英 middle finger
- 中 中指
- 韓 가운뎃손가락
- べ ngón giữa
- タ hinlalato
- ポ dedo médio
- イ jari tengah

薬指 <small>くすりゆび</small>
- 英 ring finger
- 中 无名指
- 韓 약손가락
- べ ngón nhẫn
- タ palasingsingan
- ポ dedo anelar
- イ jari manis

小指 <small>こ ゆび</small>
- 英 little finger
- 中 小指
- 韓 새끼손가락
- べ ngón út
- タ hinliliit
- ポ dedo mindinho
- イ jari kelingking

足部

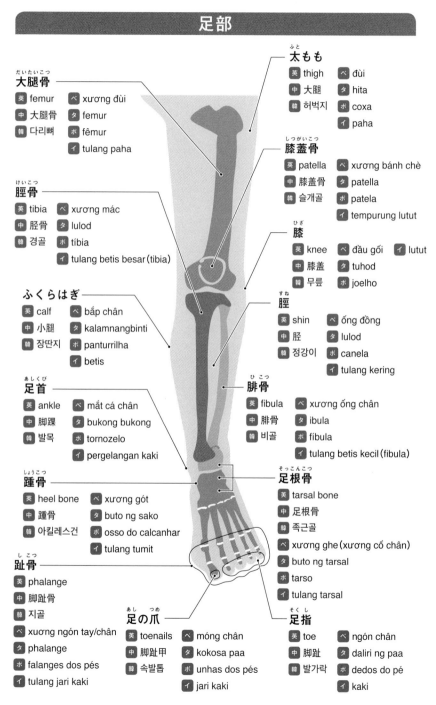

太もも
- 英 thigh
- 中 大腿
- 韓 허벅지
- ベ đùi
- タ hita
- ポ coxa
- イ paha

大腿骨
- 英 femur
- 中 大腿骨
- 韓 다리뼈
- ベ xương đùi
- タ femur
- ポ fêmur
- イ tulang paha

膝蓋骨
- 英 patella
- 中 膝盖骨
- 韓 슬개골
- ベ xương bánh chè
- タ patella
- ポ patela
- イ tempurung lutut

脛骨
- 英 tibia
- 中 胫骨
- 韓 경골
- ベ xương mác
- タ lulod
- ポ tíbia
- イ tulang betis besar (tibia)

膝
- 英 knee
- 中 膝盖
- 韓 무릎
- ベ đầu gối
- タ tuhod
- ポ joelho
- イ lutut

ふくらはぎ
- 英 calf
- 中 小腿
- 韓 장딴지
- ベ bắp chân
- タ kalamnangbinti
- ポ panturrilha
- イ betis

脛
- 英 shin
- 中 胫
- 韓 정강이
- ベ ống đồng
- タ lulod
- ポ canela
- イ tulang kering

足首
- 英 ankle
- 中 脚踝
- 韓 발목
- ベ mắt cá chân
- タ bukong bukong
- ポ tornozelo
- イ pergelangan kaki

腓骨
- 英 fibula
- 中 腓骨
- 韓 비골
- ベ xương ống chân
- タ ibula
- ポ fíbula
- イ tulang betis kecil (fibula)

踵骨
- 英 heel bone
- 中 踵骨
- 韓 아킬레스건
- ベ xương gót
- タ buto ng sako
- ポ osso do calcanhar
- イ tulang tumit

足根骨
- 英 tarsal bone
- 中 足根骨
- 韓 족근골
- ベ xương ghe (xương cổ chân)
- タ buto ng tarsal
- ポ tarso
- イ tulang tarsal

趾骨
- 英 phalange
- 中 脚趾骨
- 韓 지골
- ベ xương ngón tay/chân
- タ phalange
- ポ falanges dos pés
- イ tulang jari kaki

足の爪
- 英 toenails
- 中 脚趾甲
- 韓 속발톱
- ベ móng chân
- タ kokosa paa
- ポ unhas dos pés
- イ jari kaki

足指
- 英 toe
- 中 脚趾
- 韓 발가락
- ベ ngón chân
- タ daliri ng paa
- ポ dedos do pé
- イ kaki

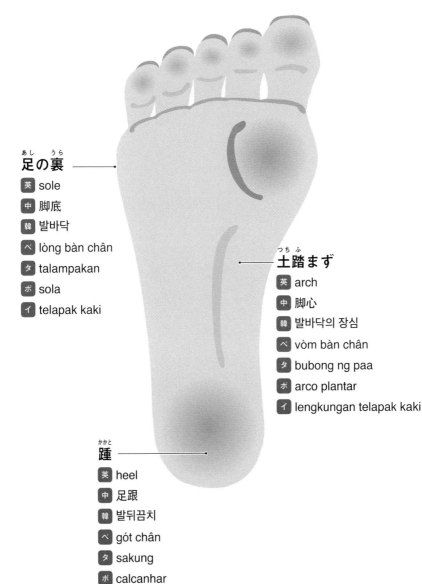

足の裏

- 英 sole
- 中 脚底
- 韓 발바닥
- ベ lòng bàn chân
- タ talampakan
- ポ sola
- イ telapak kaki

土踏まず

- 英 arch
- 中 脚心
- 韓 발바닥의 장심
- ベ vòm bàn chân
- タ bubong ng paa
- ポ arco plantar
- イ lengkungan telapak kaki

踵

- 英 heel
- 中 足跟
- 韓 발뒤꿈치
- ベ gót chân
- タ sakung
- ポ calcanhar
- イ tumit

臓器解剖

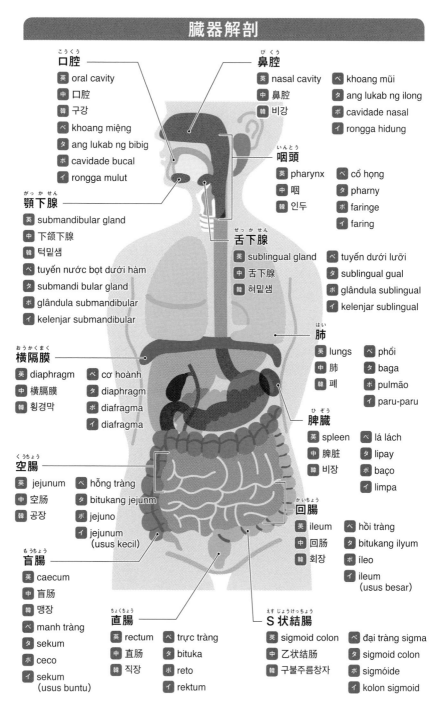

こうくう
口腔
- 英 oral cavity
- 中 口腔
- 韓 구강
- ベ khoang miệng
- タ ang lukab ng bibig
- ポ cavidade bucal
- イ rongga mulut

がっかせん
顎下腺
- 英 submandibular gland
- 中 下颌下腺
- 韓 턱밑샘
- ベ tuyến nước bọt dưới hàm
- タ submandi bular gland
- ポ glândula submandibular
- イ kelenjar submandibular

おうかくまく
横隔膜
- 英 diaphragm
- 中 横隔膜
- 韓 횡경막
- ベ cơ hoành
- タ diaphragm
- ポ diafragma
- イ diafragma

くうちょう
空腸
- 英 jejunum
- 中 空肠
- 韓 공장
- ベ hỗng tràng
- タ bitukang jejunm
- ポ jejuno
- イ jejunum (usus kecil)

もうちょう
盲腸
- 英 caecum
- 中 盲肠
- 韓 맹장
- ベ manh tràng
- タ sekum
- ポ ceco
- イ sekum (usus buntu)

びくう
鼻腔
- 英 nasal cavity
- 中 鼻腔
- 韓 비강
- ベ khoang mũi
- タ ang lukab ng ilong
- ポ cavidade nasal
- イ rongga hidung

いんとう
咽頭
- 英 pharynx
- 中 咽
- 韓 인두
- ベ cổ họng
- タ pharny
- ポ faringe
- イ faring

ぜっかせん
舌下腺
- 英 sublingual gland
- 中 舌下腺
- 韓 혀밑샘
- ベ tuyến dưới lưỡi
- タ sublingual gual
- ポ glândula sublingual
- イ kelenjar sublingual

はい
肺
- 英 lungs
- 中 肺
- 韓 폐
- ベ phổi
- タ baga
- ポ pulmão
- イ paru-paru

ひぞう
脾臓
- 英 spleen
- 中 脾脏
- 韓 비장
- ベ lá lách
- タ lipay
- ポ baço
- イ limpa

かいちょう
回腸
- 英 ileum
- 中 回肠
- 韓 회장
- ベ hồi tràng
- タ bitukang ilyum
- ポ íleo
- イ ileum (usus besar)

ちょくちょう
直腸
- 英 rectum
- 中 直肠
- 韓 직장
- ベ trực tràng
- タ bituka
- ポ reto
- イ rektum

えすじょうけっちょう
S 状結腸
- 英 sigmoid colon
- 中 乙状结肠
- 韓 구불주름창자
- ベ đại tràng sigma
- タ sigmoid colon
- ポ sigmóide
- イ kolon sigmoid

臓器解剖

食道
しょくどう

- 英 esophagus
- 中 食道
- 韓 식도
- ベ thực quản
- タ esophagus
- ポ esôfago
- イ kerongkongan

気管
きかん

- 英 trachea
- 中 气管
- 韓 기관
- ベ khí quản
- タ trachea
- ポ traquéia
- イ trakea

膵臓
すいぞう

- 英 pancreas
- 中 胰腺
- 韓 췌장
- ベ tuyến tụy
- タ sikmura
- ポ pâncreas
- イ pankreas

胆嚢
たんのう

- 英 gallbladder
- 中 胆囊
- 韓 쓸개
- ベ túi mật
- タ gallbladder
- ポ vesícula biliar
- イ kantung empedu

十二指腸
じゅうにしちょう

- 英 duodenum
- 中 十二指肠
- 韓 십이지장
- ベ tá tràng
- タ duodenum
- ポ duodeno
- イ duodenum
  (usus dua belas jari)

上行結腸
じょうこうけっちょう

- 英 ascending colon
- 中 升结肠
- 韓 상행결장
- ベ đại tràng lên
- タ paakyat na bituka
- ポ cólon ascendente
- イ kolon asendens

虫垂
ちゅうすい

- 英 appendix
- 中 阑尾
- 韓 충수
- ベ ruột thừa
- タ apendiks
- ポ apêndice
- イ apendiks
  (umbai cacing)

耳下腺
じかせん

- 英 parotid gland
- 中 腮腺
- 韓 이하선
- ベ tuyến nước bọt mang tai
- タ parotid gual
- ポ glândula parótida
- イ kelenjar parotis

肝臓
かんぞう

- 英 liver
- 中 肝脏
- 韓 간장
- ベ gan
- タ atay
- ポ fígado
- イ hati

胃
い

- 英 stomach
- 中 胃
- 韓 위
- ベ dạ dày
- タ tiya sikmura
- ポ estômago
- イ lambung

横行結腸
おうこうけっちょう

- 英 transverse colon
- 中 横结肠
- 韓 가로주름창자
- ベ đại tràng ngang
- タ pali kolon trans verse
- ポ cólon transverso
- イ kolon transversum
  (kolon melintang)

肛門
こうもん

- 英 anus
- 中 肛门
- 韓 항문
- ベ hậu môn
- タ puwat
- ポ ânus
- イ anus

下行結腸
かこうけっちょう

- 英 descending colon
- 中 降结肠
- 韓 하행결장
- ベ đại tràng xuống
- タ pababang kolon
- ポ cólon descendente
- イ kolon desendens
  (kolon menurun)

臓器解剖

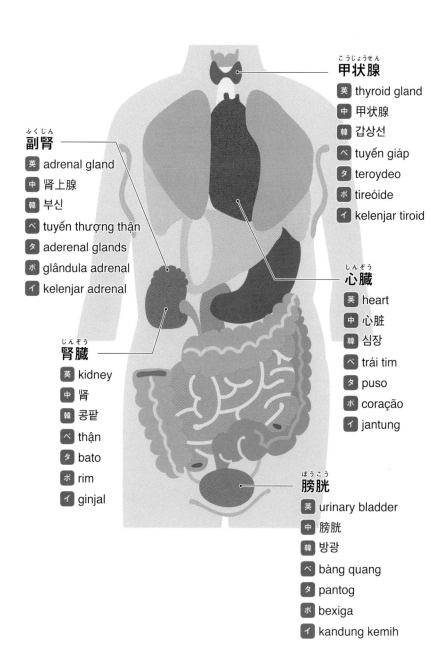

甲状腺 こうじょうせん
- 英 thyroid gland
- 中 甲状腺
- 韓 갑상선
- ベ tuyến giáp
- タ teroydeo
- ポ tireóide
- イ kelenjar tiroid

副腎 ふくじん
- 英 adrenal gland
- 中 肾上腺
- 韓 부신
- ベ tuyến thượng thận
- タ aderenal glands
- ポ glândula adrenal
- イ kelenjar adrenal

腎臓 じんぞう
- 英 kidney
- 中 肾
- 韓 콩팥
- ベ thận
- タ bato
- ポ rim
- イ ginjal

心臓 しんぞう
- 英 heart
- 中 心脏
- 韓 심장
- ベ trái tim
- タ puso
- ポ coração
- イ jantung

膀胱 ぼうこう
- 英 urinary bladder
- 中 膀胱
- 韓 방광
- ベ bàng quang
- タ pantog
- ポ bexiga
- イ kandung kemih

男性

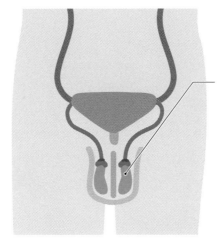

せいそう
精巣
- 英 testis
- 中 睾丸
- 韓 정소
- ベ tinh hoàn
- タ testitulo
- ポ testículo
- イ testis

女性

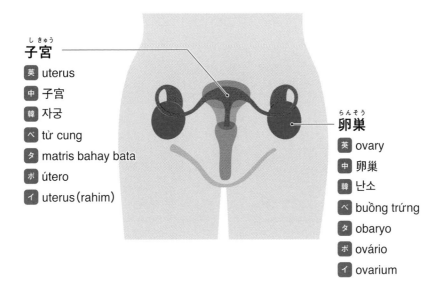

しきゅう
子宮
- 英 uterus
- 中 子宮
- 韓 자궁
- ベ tử cung
- タ matris bahay bata
- ポ útero
- イ uterus (rahim)

らんそう
卵巣
- 英 ovary
- 中 卵巣
- 韓 난소
- ベ buồng trứng
- タ obaryo
- ポ ovário
- イ ovarium

症候

各部の痛み

頭痛
- 英 headache
- 中 头痛
- 韓 두통
- ベ đau đầu
- タ sakit ng ulo
- ポ dor de cabeça
- イ sakit kepala

歯の痛み
- 英 toothache
- 中 牙痛
- 韓 치통
- ベ đau răng
- タ sakit ng ngipin
- ポ dor de dente
- イ sakit gigi

のどの痛み
- 英 sore throat
- 中 喉痛
- 韓 목 통증
- ベ đau họng
- タ sakit ng lalamunan
- ポ dor de garganta
- イ sakit tenggorokan

腹痛
- 英 abdominal pain
- 中 腹痛
- 韓 복통
- ベ đau dạ dày
- タ sakit ng tiyan
- ポ dor abdominal
- イ sakit perut

○○の痛み
- 英 pain in the ○○
- 中 ○○痛
- 韓 ○○ 통증
- ベ đau ○○
- タ ○○ pananakiy
- ポ dor de ○○
- イ sakit ○○

痛みの種類

ズキズキする痛み

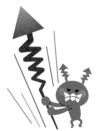

- 英 stinging pain
- 中 隐隐作痛
- 韓 욱신욱신한 통증
- ベ đau nhói
- タ pananakiy na pasumpong sumpong
- ホ dor latejante
- イ nyeri menyengat

締め付けるような痛み

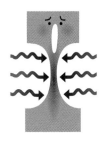

- 英 tightening pain
- 中 像勒紧的疼痛
- 韓 조이는듯한 통증
- ベ đau thắt
- タ sakit na parang pinipihit
- ホ dor que aperta
- イ nyeri yang kencang

ビリビリする痛み

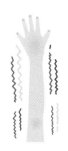

- 英 tingling pain
- 中 火辣辣的疼痛
- 韓 찌릿찌릿한 통증
- ベ đau như bị điện giật
- タ sakit na parang manhid
- ホ dor como choque elétrico
- イ kesemutan

刺し込むような痛み

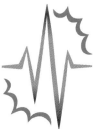

- 英 piercing pain
- 中 刺痛一样的疼痛
- 韓 찌르는듯한 통증
- ベ đau như bị đâm xuyên
- タ sakit na parang tinutusok
- ホ dor de pontada
- イ nyeri menusuk

焼けるような痛み

- 英 burning pain
- 中 像灼烧一样的疼痛
- 韓 타는듯한 통증
- ベ đau rát
- タ sakit na parang sinusunog
- ホ dor que queima
- イ nyeri terbakar

ジンジンする痛み

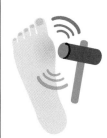

- 英 throbbing pain
- 中 绞痛
- 韓 지끈지끈한 통증
- ベ đau tê dại
- タ napakasakit
- ホ dor formigante
- イ sakit yang berdenyut

ペインスケール

- 英 pain scale
- 中 疼痛量表
- 韓 통증평가도구
- ベ thang điểm đau
- タ sukat ng mga sakit
- ポ escala de dor
- イ skala nyeri

（1） VAS（visual analog scale）視覚的アナログスケール

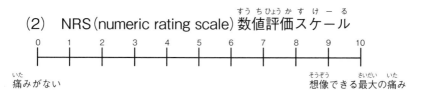

10cmのスケールを使用

痛みがない
0

想像できる最大の痛み
100（10）

（2） NRS（numeric rating scale）数値評価スケール

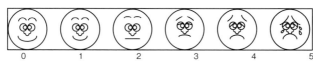

0　1　2　3　4　5　6　7　8　9　10

痛みがない

想像できる最大の痛み

（3） FRS（face rating scale）表情尺度スケール

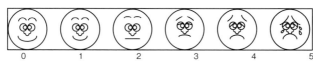

0　　1　　2　　3　　4　　5

寒気・悪寒
<small>さむ け　　お かん</small>

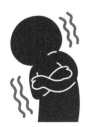

- 英 chills
- 中 寒战 / 畏寒
- 韓 한기 / 오한
- ベ lạnh / run
- タ maginaw / panginginig
- ポ calafrios / arrepio
- イ menggigil / kedinginan

吐き気
<small>は　け</small>

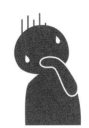

- 英 nausea
- 中 恶心
- 韓 구역질
- ベ buồn nôn
- タ pagduduwal
- ポ náusea
- イ mual

めまい

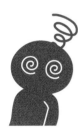

- 英 dizziness
- 中 头晕
- 韓 현기증
- ベ chóng mặt
- タ pagkahilo
- ポ tontura
- イ pusing

頻尿
<small>ひんにょう</small>

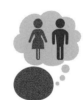

- 英 frequent urination
- 中 尿频
- 韓 빈뇨증
- ベ đái rắt
- タ madmlas na pag ihi
- ポ micção frequente
- イ sering buang air kecil

乏尿
<small>ぼうにょう</small>

- 英 oliguria
- 中 少尿
- 韓 핍뇨
- ベ thiểu niệu
- タ pagpapasuso
- ポ oligúria
- イ jarang buang air kecil（oliguria）

血尿
<small>けつにょう</small>

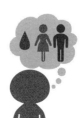

- 英 hematuria
- 中 血尿
- 韓 혈뇨
- ベ đái ra máu
- タ pagkakaroon ng dugo sa ihi
- ポ hematúria
- イ kencing berdarah（hematuria）

動悸
_{どう き}

- 英 palpitation
- 中 心悸
- 韓 두근거림
- ベ động lực
- タ mabilis na pagtibok ng puso
- ポ palpitação
- イ jantung berdebar

息切れ
_{いき ぎ}

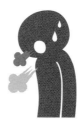

- 英 out of breath
- 中 气短
- 韓 숨이 참
- ベ khó thở
- タ hinihingal
- ポ falta de ar
- イ sesak napas

かゆみ

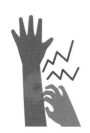

- 英 itch
- 中 瘙痒
- 韓 가려움
- ベ ngứa
- タ nangangati
- ポ coceira
- イ gatal

不眠
_{ふ みん}

- 英 insomnia
- 中 失眠
- 韓 불면증
- ベ mất ngủ
- タ pagpupuyat
- ポ insônia
- イ susah tidur（insomnia）

食欲不振
_{しょくよく ふ しん}

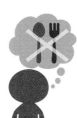

- 英 loss of appetite
- 中 食欲不振
- 韓 식욕부진
- ベ chán ăn
- タ pagkawala ng gaan sa pagkain
- ポ perda de apetite
- イ kehilangan nafsu makan

しびれ

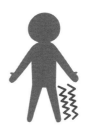

- 英 numbness
- 中 麻木
- 韓 저림
- ベ tê
- タ pamamaanhid
- ポ dormência
- イ mati rasa

せき

- 英 coughs
- 中 咳嗽
- 韓 기침
- ベ ho
- タ ubo
- ポ tosse
- イ batuk

鼻水

- 英 runny nose
- 中 流鼻涕
- 韓 콧물
- ベ chảy nước mũi
- タ sipon
- ポ coriza
- イ pilek

口の渇き

- 英 dry mouth
- 中 口渇
- 韓 입이 건조함
- ベ khát nước
- タ uhaw
- ポ boca seca
- イ mulut kering

鼻詰まり

- 英 blocked nose
- 中 鼻塞
- 韓 코 막힘
- ベ nghẹt mũi
- タ baradoang ilong
- ポ congestão nasal
- イ hidung tersumbat

腹が張る

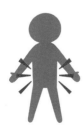

- 英 abdominal blating
- 中 腹脹
- 韓 배가 땡땡해짐
- ベ dễ cáu gắt
- タ parang kinakabagan
- ポ inchaço abdominal
- イ kembung

吐血

- 英 vomiting of blood
- 中 呕吐
- 韓 토혈
- ベ nôn
- タ pagsusuka ng dugo
- ポ vômito com sangue
- イ muntah darah

205

症状

血便
<ruby>血便<rt>けつべん</rt></ruby>

- 英 bloody stools
- 中 便血
- 韓 혈변
- ベ phân có máu
- タ madugong dumi ng tao
- ポ fezes com sangue
- イ wasir (tinja berdarah)

下痢
<ruby>下痢<rt>げり</rt></ruby>

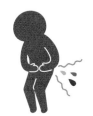

- 英 diarrhea
- 中 腹泻
- 韓 설사
- ベ tiêu chảy
- タ pagtatae
- ポ diarréia
- イ diare

じんましん

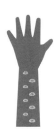

- 英 hives
- 中 荨麻疹
- 韓 두드러기
- ベ nổi mề đay
- タ singaw ng balat
- ポ urticária
- イ alergi (hives)

湿疹
<ruby>湿疹<rt>しっしん</rt></ruby>

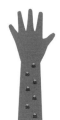

- 英 eczema
- 中 湿疹
- 韓 습진
- ベ bệnh chàm / eczema
- タ ekzema
- ポ eczema
- イ peradangan pada kulit (eksim)

麻痺
<ruby>麻痺<rt>まひ</rt></ruby>

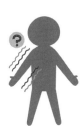

- 英 paralysis
- 中 瘫痪
- 韓 마비
- ベ liệt
- タ paralisis
- ポ paralisia
- イ kelumpuhan

医療機器

車いす
<くるま>

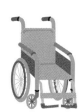

- 英 wheelchair
- 中 轮椅
- 韓 휠체어
- ベ xe lăn
- タ upua ng may gulong
- ポ cadeira de rodas
- イ kursi roda

松葉杖
<まつばづえ>

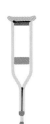

- 英 crutch
- 中 拐杖
- 韓 목발
- ベ nạng
- タ saklay ng paa
- ポ muletas
- イ tongkat penopang

ストレッチャー
<すとれっちゃー>

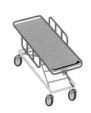

- 英 stretcher
- 中 担架
- 韓 들것
- ベ cáng
- タ stretcher
- ポ maca hospitalar
- イ tandu

歩行器
<ほこうき>

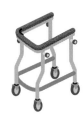

- 英 walker
- 中 助行器
- 韓 보행기
- ベ dụng cụ hỗ trợ đi lại
- タ pangpalakad
- ポ andador ortopédico
- イ alat bantu jalan

酸素ボンベ
<さんそぼんべ>

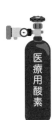

医療用酸素

- 英 oxygen cylinder
- 中 氧气瓶
- 韓 산소 실린더
- ベ bình ô xy
- タ silindro ng oxygen
- ポ cilindro de oxigênio
- イ tabung oksigen

点滴スタンド
<てんてきすたんど>

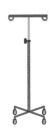

- 英 infusion stand
- 中 输液架
- 韓 정맥주사 스탠드
- ベ cọc truyền
- タ pag bubuhos tumayo
- ポ suporte para soro
- イ tempat infus

医療機器

血圧計
けつ あつ けい

- 英 sphygmomanometer
- 中 血压计
- 韓 혈압계
- ベ máy đo huyết áp
- タ pang BP
- ポ medidor de pressão arterial
- イ sphygmomanometer

体温計
たい おん けい

- 英 thermometer
- 中 温度计
- 韓 체온계
- ベ nhiệt kế
- タ termometro
- ポ termômetro
- イ termometer

酸素飽和度測定器
さん そ ほう わ ど そく てい き

- 英 pulse oximeter
- 中 氧饱和度检测器
- 韓 산소포화도 측정기
- ベ dụng cụ đo độ bão hòa ô xy
- タ termometer ng pulso
- ポ oxímetro de pulso
- イ alat ukur saturasi oksigen

心電図モニター
しん でん ず モ ニ タ ー

- 英 electrocardiogram monitor
- 中 心电图监护仪
- 韓 심전도 모니터
- ベ điện tâm đồ
- タ monitor ng electrocandiogram
- ポ monitor de eletrocardiograma
- イ monitor elektrokardiogram

吸引器
きゅういん き

- 英 aspirator
- 中 吸引器
- 韓 흡인기
- ベ máy thở
- タ tagataguyud
- ポ aspirador de secreção
- イ aspirator

付き添いベッド
つ そ べっ ど

- 英 bed for attendants
- 中 陪床
- 韓 보호자 침대
- ベ giường gấp
- タ kama para sa mga parating
- ポ cama para acompanhantes
- イ tempat tidur petugas

メディカルスタッフ

医師
い　し

- 英 doctor
- 中 医生
- 韓 의사
- べ bác sỹ
- タ doktor
- ポ médico/a
- イ dokter

看護師
かん　ご　し

- 英 nurse
- 中 护士
- 韓 간호사
- べ điều dưỡng
- タ nars
- ポ enfermeiro/a
- イ perawat

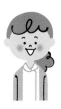

看護補助者
かん　ご　ほ　じょ　しゃ

- 英 nursing assistant
- 中 护理助理
- 韓 간호보조사
- べ hộ lý
- タ katulong ng nars
- ポ auxiliar de enfermagem
- イ asisten perawat

認定看護師
にん　てい　かん　ご　し

- 英 certified nurse
- 中 认证护士
- 韓 인정간호사
- べ điều dưỡng được chứng nhận
- タ sertipikado
- ポ enfermeiro/a especialista
- イ perawat bersertifikat

専門看護師
せん　もん　かん　ご　し

- 英 professional nurse
- 中 专业护士
- 韓 전문간호사
- べ điều dưỡng chuyên nghiệp
- タ propesyonal nasu
- ポ enfermeiro/a profissional
- イ perawat profesional

管理栄養士
かん　り　えい　よう　し

- 英 administrative dietitian
- 中 营养管理师
- 韓 영양사
- べ chuyên gia dinh dưỡng
- タ administratibo
- ポ nutricionista
- イ ahli gizi

理学療法士
（り がくりょうほう し）

- 英 physical therapist
- 中 理疗师
- 韓 물리치료사
- ベ chuyên gia vật lý trị liệu
- タ mga pisikal na therapist
- ポ fisioterapeuta
- イ ahli terapi fisik

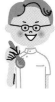

作業療法士
（さ ぎょうりょうほう し）

- 英 occupational therapist
- 中 职业治疗师
- 韓 작업치료사
- ベ chuyên gia trị liệu
- タ trabaho thera pist
- ポ terapeuta ocupacional
- イ ahli terapi okupasi

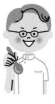

臨床検査技師
（りんしょうけん さ ぎ し）

- 英 clinical laboratory technician
- 中 临床化验师
- 韓 임상병리사
- ベ kỹ thuật viên xét nghiệm
- タ klinikal na laboratoryo
- ポ técnico de laboratório clínico
- イ teknisi laboratorium klinis

診療放射線技師
（しんりょうほう しゃせん ぎ し）

- 英 radiology technician
- 中 放射科医生
- 韓 방사선사
- ベ kỹ thuật viên X Quang
- タ radiology ng tekniko
- ポ técnico em radiologia
- イ teknisi radiologi

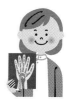

薬剤師
（やく ざい し）

- 英 pharmacist
- 中 药剂师
- 韓 약사
- ベ dược sỹ
- タ parmasyutiko
- ポ farmacêutico
- イ apoteker

言語聴覚士
（げん ご ちょうかく し）

- 英 speech therapist
- 中 语言治疗师
- 韓 언어치료사
- ベ chuyên gia ngôn ngữ trị liệu
- タ therapist mananalita
- ポ fonoaudiólogo
- イ ahli terapi bicara

メディカルスタッフ

調理師
ちょうりし

- 英 cook
- 中 厨师
- 韓 조리사
- ベ đầu bếp
- タ taga luto
- ポ cozinheiro/a
- イ juru masak

保育士
ほいくし

- 英 nursery teacher
- 中 托儿所老师
- 韓 보육사
- ベ giáo viên mầm non
- タ nursery
- ポ professor/a de educação infantil
- イ penitipan anak

ソーシャルワーカー
そーしゃるわーかー

- 英 hospital social worker
- 中 医院社工
- 韓 소셜워커
- ベ nhân viên xã hội bệnh viện
- タ manggagawa sa ospital na sosyal worker
- ポ assistente social
- イ pekerja sosial

事務職員
じむしょくいん

- 英 hospital reception staff
- 中 事务职员
- 韓 사무직원
- ベ nhân viên lễ tân bệnh viện
- タ kawani ng pag tanggap sa ospital
- ポ escriturário/a hospitalar
- イ pekerja kantor

外国人看護師・介護士向け日常表現集

●はじめに

　この用語集では，EPA外国人看護師・介護福祉士候補者をはじめ，外国人看護師が日本で働く際に，「困った日本語」「わかりにくい日本語」を理解する手掛かりになるよう作成しました．

　現在，外国人が看護師として日本で働く際には，看護師国家試験に合格することが求められます．合格して，いざ本格的に臨床現場で働き出すと，使用される日本語の違いに戸惑う外国人看護師は少なくありません．看護師国家試験と臨床現場の日本語は，何が異なるのか．その違いに着目し，看護の場面ごとに整理したのがこの用語集です．

　看護の現場は生活に密着しているからこそ，多様な言葉や表現が含まれています．地域で使われる固有名詞や方言といったものもあります．また，患者さんの病態や処置，薬に関することなど重要度や緊急度が高いものもあり，ミスコミュニケーションが医療事故につながることもあります．

　今回，一般的な国語辞書および看護医療系の辞書では調べにくいけれど，医療現場で一般的に使用されている単語，もしくは一般的に使用されているけれど，医療現場で使用される際に意味を理解しにくい単語を抽出しました．

　この付録を通じて外国人看護師が言葉学習に応用できること，日本人医療者が外国人看護師とコミュニケーションをとる際，自身の言葉の使い方を意識することを促す一助になれば幸いです．

凡例（はんれい）

略 単語を省略した言葉
【例】**生食**：生理食塩水

英 もともと英語の表現が，日本語として定着している言葉
【例】**バイタル**：vital sign. バイタルサインの略
ステート：stethoscope. 聴診器

製 製品名，**商** 薬剤の商品名
【例】**くるリーナ 製, モアブラシ 製**：共に口腔ケアで使用する道具

柄付くるリーナブラシ 製,
モアブラシ 製
写真提供：
株式会社オーラルケア

日 本来の意味から転じて，医療の現場で使われている単語
【例】（排）**ガス**：おなら

外 英語以外の外国語がもとになり，変化した単語
【例】**エント**：entlassen（ドイツ語）. 退院

オ 擬音語，擬態語など音や様子を表現する単語
【例】**ズキズキ**：患部が脈を打つように継続的に強く痛む様子．ずきんずきん

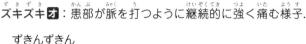

■ 症状の表現

ずきずき
ズキズキ オ：患部が脈を打つように継続的に強く痛む様子.

　ずきんずきん

ピリピリ オ：皮膚や粘膜がしびれるような強い刺激を感じる
様子

ジンジン オ：患部が脈を打つように継続的に鈍く痛む様子

ジンジン

ガンガン オ：頭の中で音が鳴り響くように強く痛む様子

ビリビリ オ：電気などによる刺激を継続的に感じる様子

キリキリ オ：腹部や頭部などが刺されるように鋭く痛む様子

ジクジク オ：水分がにじみ出して，いつまでも乾かない状態

チクチク オ：先端が鋭いもので浅く継続的に突かれるように
痛む様子

ビリビリ

ウトウト オ：眠くなり，その場で浅く眠り込む様子

グルグル オ：周囲のものが回転しているように見える様子

■ バイタルサイン

バイタル 英略：vital sign. バイタルサイン. VS とも略す

バイタル○検 英略：バイタルサインを測定する回数

　【例】「バイタル2検」バイタルサインを1日に2回測定

再検日：再検査，もう一度調べること. 転じて，体温測定を
もう一度行うこと

BT，KT 英外略：body tempature, korper temperatur. 体温

BP 英略：blood pressure. 血圧

R，レート 英略：heart rate. 心拍数

P 外略：脈拍

　※ドイツ語の puls に由来

BT，KT

サーチ

サーチ **英略**：saturation. 飽和状態. 転じて，医学では酸素

飽和度. サチュレーション（SpO$_2$）

カフ **英日**：caff. 袖口の意. ワイシャツのカフ

ス. 転じて，医療現場では血圧計の腕帯を

指す. 血圧計のベルト部分. マンシェット

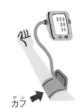

カフ

ステート **英略**：stethoscope. 聴診器

●検査値の変化の表現

横這い **日**：時間の経過に従って上下に変動する性質の数値が

長いあいだ変化しない状態. 転じて，バイタルサインや検査

結果に変化がない状態

ステーブル **英**：stable. 状態が安定していること

すとん **態**：数値などが急速に低下する様子

【例】体温がすとんと下がりました

がつん **態**：強力な衝撃や刺激が加わる様子

●看護

クーリング

クーリング **英**：cooling. 冷罨法. 体

幹部や表在する動脈部位または炎

症部位を冷やすことによって痛みを

抑えたり解熱を促す看護技術

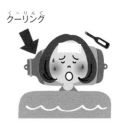

アイスノン **製**：不凍ゲル，凍結ゲル，

断熱シートの3層構造からなる保冷

まくらの商標名. 冷凍庫内に水平に

置いて冷却したのち，タオルなどを

巻いて頭部などに当てて使用する

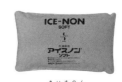

アイスノン
アイスノンソフト **製**
写真提供：白元アース株式会社

216

脳神経系

レベル 英略：level. 意識レベル

レベルクリア 英：level clear. 意識清明. 意識障害がない様子

コーマ 英：coma. 昏睡

セデーション 英：sedation. 鎮静. 薬を使って患者の意識レベルを意図的に低下させることによって，苦痛を感じなくさせる治療を指す. ここでいう苦痛とは，身体的苦痛だけでなく，心理的苦痛も含めたものである

血液 / 循環器系

ヘルツ 外：心臓

※ドイツ語 helz に由来

マルク 外：骨髄，もしくは骨髄穿刺

※ドイツ語 knochenmark に由来

コアグラ 英略：coagulation. 血液凝固

クロット 英：clot. 凝血塊

※コアグラとクロットはしばしば同じ意味で使用される

タヒ，タキる 英略：tachycardia. 頻脈

エデマ 英：edema. 浮腫. 浮腫む，浮腫み

ラプる 英略：rupture. 血管が破裂して出血すること

呼吸器系

テーベー 英外：tuberculosis. 結核

※TB のドイツ語読み

気切 略：気管切開. 頸部の皮膚と気管の前壁を切開し，気管カニューレを留置することによって気道を確保する方法のひとつ

カニューレ

カニューレ英：cannula. 気管切開をした際の空気の出し入れ，体腔内に溜まった体液の排出，薬剤投与などを目的として体内に挿入する細長い筒状の医療器具

ネブライザー英：nebulizer. 医療用噴霧器．吸入器のひとつ．霧状にした薬液を口や鼻から吸入して，蓄膿症や喘息など呼吸器系疾患の治療に用いられる

タッピング英：tapping. 胸部軽打法．呼吸理学療法のひとつ．指をそろえて手のひらの中央を丸くへこませた形にして胸郭を軽くたたき，痰の排出を促す方法

サクション英：suction. 吸引．痰や血液，唾液など，または気管に異物が詰まったとき，チューブを使って吸引を行い排出する方法

サクションチューブ英：suction tube. 吸引チューブ．痰，血液，唾液などを吸引する時に使用するチューブ

バッギング英：bagging. 人工呼吸の方法のひとつ．用手換気ともいう．バックバルブマスクを使って肺に空気を送り込む方法

ベンチレーター英略：mechanical ventilator. 人工呼吸器．自発呼吸のみでは十分に換気できない人の肺に空気を送り込む機械

レスピ英略：respirator. レスピレーター．人工呼吸器
※正確にはベンチレーターであり，レスピレーターは俗称

ウィーニング英：weaning. 離脱．人工呼吸管理から自発呼吸への完全な移行を目的として，段階的に自発呼吸を増やしていく過程

HOT英略：home oxygen therapy. 在宅酸素療法．酸素が不足しがちな患者が，自宅など病院以外の場所で酸素供給装置を使用して酸素を吸入する治療法

■ 消化器系

ポリペク 英略：polypectomy. 胃や大腸，胆嚢などのポリープ
を内視鏡などを使って取り除く切除手術

お通じ 日：排便

(排)ガス 日：おなら

ポータブル 英略：portable toilet.
ポータブルトイレ．トイレまでの移
動が困難な場合に使用する可動式
トイレ．主にベッドサイドに設置する

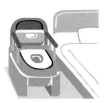

ポータブル

●看護

食介 略：食事の介助

経管 略：経管栄養

マーゲンチューブ 外：magen tube. 経鼻胃
管．胃内容物を体外に排出して胃内減圧
を図ったり，経管栄養の際に使用する

※マーゲンは，ドイツ語で胃の意

マーゲンチューブ

PEG 英略：percutaneous endoscopic gastrostomy. 経皮
内視鏡的胃瘻造設術

※転じて胃瘻そのものをペグと呼んでいる場合もある

持ち込み 日：病院で準備・支給せず，患者や家族が自宅や施
設から持参する私物

お楽しみ程度 日：経管栄養，胃瘻の患者が，嚥下訓練で用い
るゼリーなどの量

【例】「QOL を考えて，お楽しみ程度の経口摂取は許可する」

数口 日：一口，二口食べること

くるリーナ 製，モアブラシ 製：共に口腔ケアで使用する道具

左から，
柄付くるリーナブラシ 製，
モアブラシ 製
写真提供：
株式会社オーラルケア

泌尿器系

ハルン 外：尿

※ドイツ語の harn に由来

皮膚／創傷系

デクビ 外 略：bedsore. 褥瘡

※ラテン語の decubitus に由来する

ポケット 日：pocket. 褥瘡での「ポケット」とは褥瘡周囲の皮膚

の下が，組織の壊死により空洞化した状態を指す．寝たきり

等で筋肉量が減り，骨が突出した所の皮膚，皮下組織・筋肉

が体重で圧迫され，血流障がいが起こることが原因とされる

デブリ 英 略：debridement. デブリードマン．創面切除．創

傷治癒を阻害する壊死した組織を取り除き，創を清浄化する

治療法

アンプタ 英 略：amputation. 四肢切断

腫瘍

メタ 英 略：metastasis. 遠隔転移

検査

ワイセ 外：white blood cell. WBC. 白血球

※ドイツ語 weissen blutkörperchen に由来

ハーベー 英外：hemoglobin. Hb. ヘモグロビン濃度

※ Hb のドイツ語読みに由来

ヘマト 英 略 ：hematocrit. ヘマトクリット

■ 環境調整

ラウンド 英 ：round. 病棟や病室内の見回り

コール 英 略 ：nurse call. ナースコール

テーブル 英 略 ：over bed table. オーバーテーブル

リネン 英 ：linen. 転じて，bed linen はリネン類（シーツ，
ベッドパッド，枕，掛ふとん，毛布）を指す

リネンコントロール 英 ：linen control. リネン類の調整

ミトン 英 日 ：mitten. 親指が分かれた手袋. 転じて，治療上，
身体的安全確保を目的として用いる介護用ミトンを指す

センサーマット 英 ：sensor mat.
対象者がベッドから降りて床
に置いたマットを踏むと，セン
サーが感知し，ナースコールな
どで知らせる. 医療機関や介護
施設などでベッドからの転倒・
転落，徘徊などによる事故を予
防するために使用される

ベルト 略 日 ：体幹ベルト. 治療
および安全確保のため，用いら
れる

転倒むし 製 ：離床検知装置の商
標名. 患者がベッドから離れる
と作動し，ナースコールに知ら
せる

テーブル

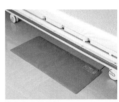
ミトン：
抜管防止手袋
写真提供：
アズワン株式会社

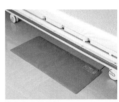
センサーマット
写真提供：株式会社ケアコム

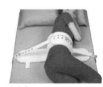
ベルト
写真提供：株式会社メディカルプロジェクト（サルバフィックス安全帯 製 ）

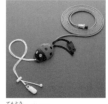
転倒むし 製
写真提供：ニプロ株式会社

薬

配薬日：薬剤を配薬ボックスやお薬カレンダーに入れること

持参（薬）略：自宅，施設から持ち込む薬剤

ゾロ日：generic drug. 後発品

配薬

スキップ英：skip.（無関係な部分を）飛ばす，飛ばして進む．転じて，患者の症状をアセスメントし，医師の指示の与薬をしないこと

レスキュー英：rescue. 救う，救助の意味．転じて，がん疼痛管理などにおいて，徐放性製剤による十分な鎮痛効果が得られないとき，即効性の速放性製剤を追加投与すること

動注略：動脈注射

静注略：静脈注射

筋注略：筋肉注射

ケモ英略：chemotherapy. 化学療法

●点滴

ルート英：route. 道，通路．転じて，医学では薬の投与経路．一般的に点滴の管．ライン

【例】「この患者は脱水気味だから，ルートが取りにくい」

ラインキープ英：line keep. 末梢静脈路確保

A ライン英略：arterial line. 動脈にカテーテルを挿入し，確保したルート．観血的の血圧測定が必要な場合に行う

V ライン英略：venous line. 末梢静脈ライン．輸液や血管内薬剤投与を目的とする

CV英略：centaral vein. 中心静脈

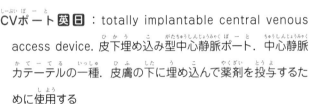

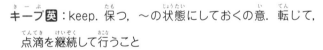

IVH英略：intravenous hyperalimentation. 中心静脈高カ
ロリー輸液

単味日：成分が1種類のみであること．転じて，1種類の医薬
品のみの処方

メイン英日：main. 主な，主要な．転じて栄養，水分の代わ
りに行う点滴

側管略：bypass injection. 側管注射．管注，側注のこと．
メインの輸液ラインの側管から薬剤を混注すること

ポンプ英略：infusion pump. 点滴ポンプ，シリンジポンプ
の略称

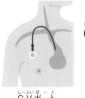

ＣＶポート

CVポート英日：totally implantable central venous
access device. 皮下埋め込み型中心静脈ポート．中心静脈
カテーテルの一種．皮膚の下に埋め込んで薬剤を投与するた
めに使用する

キープ英：keep. 保つ，〜の状態にしておくの意．転じて，
点滴を継続して行うこと

クランプ外：clamp. 鉗子．または，鉗子を使ってカテーテル
やドレーンを閉塞，遮断すること

オフ英：off. 〜離れての意．点滴オフとは点滴を終え，抜針
すること

フラッシュ英：flush. 押し流すの意．転じて抗菌薬や抗がん
剤，輸血などの単独投与が終了した時，シリンジを接続して
生理食塩水等を流し満たし，ルート内に残っている薬液や輸
血を体内へ流す手技

ロック英：lock. 鍵の意．転じて，CVポートや末梢静脈
留置針から投与していた点滴が終了した時，生理食塩水や

ヘパリンで陽圧的にルートを満たす手技．血液逆流や凝固を予防し，体内に留置針を残すことができる

● 薬品名

（塩）モヒ 略：モルヒネ塩酸塩 商．morphine hydrochloride hydrate．モルヒネ塩酸塩水和物

アセリ 略：アセリオ 商．解熱・鎮痛薬

イーフェン 略：イーフェン 商．イーフェンバッカル．がん患者への鎮痛薬

フェントス 略：フェントス 商．フェントステープ．麻薬．がん患者への鎮痛薬

カマ 略：酸化マグネシウム．制酸剤，下剤

センナ 略：センナ 商．センナリド．大腸刺激性下剤

ピコ 略：ピコスルファーナトリウム．大腸刺激性薬剤

マグ 略：マグミット 商．下剤

ソルメド 略：ソル・メドロール 商．抗炎症作用，抗アレルギー作用がある副腎皮質ステロイド

プレド 略：プレドニン 商．抗炎症作用，抗アレルギー作用がある副腎皮質ステロイド

フルカリ 略：フルカリック 商．高カロリー輸液

■ 説明／記録

アナムネ 英略：anamnesis．問診．現病歴，既往歴，家族歴まで含むことがある

IC 英略：informed concent．インフォームド・コンセント

ムンテラ 外：医師が患者や家族に対し，病状や治療方針につ

いて説明を行うこと

※ドイツ語の mundtherapie に由来

インテーク英：intake. 相談機関に訪れた患者や利用者に対し，医療ソーシャルワーカーや保健師などが行う面接のこと．相談者が抱える問題を明確にすることを目的とする

サマリー英：summary. 患者の疾患・症状，治療の経過や看護内容などの情報を要約したもの

シェーマ英：schema. 医師がカルテを記載するとき，所見などを視覚的にわかりやすくするために用いる身体部位を表したイラスト

アセス英略：assecement. 患者や利用者が抱える問題点を明らかにするとともに優先順位を判断し，看護ケアの方向性を決定すること

カンファ英略：canfarence. カンファレンス．会議

護送略：護送患者．患者の移送区分のひとつ．災害時避難誘導の際，介助者1人での避難が可能

担送略：担送患者．患者の移送区分のひとつ．災害時避難誘導の際，2人以上（担架など）の介助者を要する

独歩日：患者の移送区分のひとつ．災害時避難誘導の際，介助者がいなくても，誘導があれば1人で避難できる

ステージ英：stage. 病期

フォロー英：follow up. 追跡調査，経過観察

DNR 英略：do not resuscitat. 蘇生処置拒否

エント外：discharge. 退院

※ドイツ語の entlassen に由来

ステる外：死亡

※ドイツ語の sterben に由来

索引

索引

おわりに

　出版にあたっては，外国人留学生を中心に翻訳の手助けをいただきました．彼らも日本語という言葉の壁に弾き飛ばされながらも懸命に日本語を学んできました．また，彼らは病気になったときに不安を何度も感じ，病院を受診したときにもメディカルスタッフに症状を理解してもらえず，苦しい状況を伝えられずに困った経験がありました．私自身も留学時代や旅行のときに体調を崩して不安な経験をしたことがあります．幸い英語圏が多かったので，何とかやり過ごすことができましたが，国々の言語レベルはまちまちで，コミュニケーションの壁は高かったと記憶しています．

　だからこそ生活のなかで使われる，平易な言葉を理解し合うことが大切だと考えました．

　本書の編集にあたっては，学研メディカル秀潤社の黒田周作様，谷口友紀様をはじめ，編集に協力をいただいた園田友紀様，制作協力者として翻訳に協力いただいた李 屹様，周 雨菲様，手島祐子様，Do Dang An 様，池田奈緒美様，池田ビクトリア様，大島ヴィルジニアユミ様，Vienza Beby Aftitah 様に深く感謝いたします．

2020年1月

医療法人社団緑友会らいおんハートグループ

看護部部長　宮川真奈美

メディカルスタッフ必携　7か国語対応イラスト会話・単語帳

| 2020 年 1 月 31 日 | 初 版 第 1 刷発行 |
| 2022 年 3 月 15 日 | 初 版 第 2 刷発行 |

編　　集	宮川　真奈美
発行人	小袋　朋子
編集人	増田　和也
発行所	株式会社 学研メディカル秀潤社 〒 141-8414 東京都品川区西五反田 2-11-8
発売元	株式会社 学研プラス 〒 141-8415 東京都品川区西五反田 2-11-8
印刷製本	凸版印刷株式会社

この本に関する各種お問い合わせ
【電話の場合】
● 編集内容については Tel 03-6431-1237(編集部)
● 在庫については Tel 03-6431-1234(営業部)
● 不良品(落丁, 乱丁)については Tel 0570-000577
　学研業務センター
　〒 354-0045　埼玉県入間郡三芳町上富 279-1
● 上記以外のお問い合わせは 学研グループ総合案内 0570-056-710(ナビダイヤル)
【文書の場合】
● 〒 141-8418　東京都品川区西五反田 2-11-8
　　　　　　学研お客様センター『メディカルスタッフ必携　7か国語対
　　　　　　応イラスト会話・単語帳』係

　　本書に記載されている内容は, 出版時の最新情報に基づくとともに, 臨床例をも
とに正確かつ普遍化すべく, 著者, 編者, 監修者, 編集委員ならびに出版社それぞ
れが最善の努力をしております. しかし, 本書の記載内容によりトラブルや損害,
不測の事故等が生じた場合, 著者, 編者, 監修者, 編集委員ならびに出版社は, そ
の責を負いかねます.
　　また, 本書に記載されている医薬品や機器等の使用にあたっては, 常に最新の各々
の添付文書や取り扱い説明書を参照のうえ, 適応や使用方法等をご確認ください.

株式会社 学研メディカル秀潤社